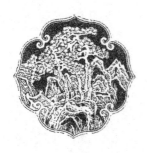

中国民间医学丛书

中国民间火熨术

U0255008

刘光瑞 著

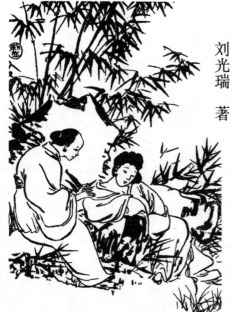

四川科学技术出版社

图书在版编目（CIP）数据

中国民间火熨术/刘光瑞著.—成都：四川科学技术
出版社，2008.9（2025.2重印）
（中国民间医学丛书）
ISBN 978-7-5364-6431-5

Ⅰ．中…Ⅱ．刘…Ⅲ．熨法 Ⅳ．R244.9

中国版本图书馆CIP数据核字(2008)第112279号

中国民间医学丛书

中国民间火熨术
ZHONGGUO MINJIAN HUOYUSHU

著　者　刘光瑞

出 品 人　程佳月
责任编辑　李迎军
助理编辑　王天芳
营销编辑　李 卫　邓玉玲
封面设计　李 庆
责任出版　欧晓春
出版发行　四川科学技术出版社
　　　　　成都市锦江区三色路238号　邮政编码 610023
　　　　　官方微博 http://weibo.com/sckjcbs
　　　　　官方微信公众号　sckjcbs
　　　　　传真 028-86361756
成品尺寸　146 mm×210 mm
印　　张　5.25　字数　130 千
印　　刷　成都一千印务有限公司
版　　次　2008年9月第 1 版
印　　次　2025年2月第 10 次印刷
定　　价　58.00元

ISBN 978-7-5364-6431-5

邮　　购：成都市锦江区三色路238号新华之星A座25层　邮政编码：610023
电　　话：028-86361770

丛书主编

刘光瑞

丛书编委会

刘光瑞　刘少林
林　红　杨殿兴

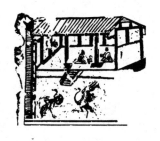

热熨求真

贺刘氏刺熨绝技获
非物质文化遗产目录

二〇〇七年孟夏

重庆魏功钦题

全国著名书法家魏功钦先生题词

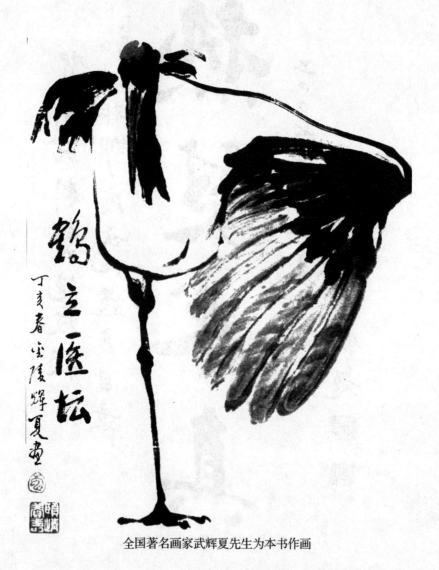

全国著名画家武辉夏先生为本书作画

序

传统医药是非物质文化遗产的重要内容。国务院批准公布的第一批国家级非物质文化遗产名录有针灸等9项传统医药项目。重庆"刘氏刺熨疗法"已作为第二批国家级非物质文化遗产保护项目向社会公示，正待国务院审定批准公布。刘氏刺熨疗法的代表传承人刘光瑞先生将火熨疗法整理成《中国民间火熨术》付梓面世。这是一项重要的保护举措。

刘氏火熨术源于针灸，是针灸的重要内容。中国的针灸源远流长。《黄帝内经》的《灵枢·官能篇》讲："针所不为，灸之所宜""阴阳皆虚，火自当之""经陷下者，火则当之。经络坚紧，火所治之"。《素问·气血形态篇》也说："是谓五脏之俞，灸刺之度……病生于脉，治之以灸刺。"几千年来，历代医家经过广泛临床实践，积累了丰富的针灸医理医术，写了众多记载灸法、火熨之术的专著，诸如马王堆出土的汉代《足臂十一脉灸经》和《阴阳十一脉灸经》，晋代的《曹氏灸方》，唐代的《骨蒸病灸法》，宋代的《外科灸法论粹新书》《备急灸法》，元代的《黄帝明堂灸经》，清代的《神灸经论》等。

刘氏火熨术在传统的针灸医理医术的指导下，结合重庆及其周边地区的风俗习惯、地理环境，以及疾病变化规律，在特殊的人文环境中，形成了具有巴渝特色而又颇受巴渝民众欢迎的民间医术。

刘氏火熨术是刘光瑞及其先祖世代积累传承下来的。刘氏先祖于清顺治年间自湖北麻城来到重庆，后沿嘉陵江北上遂宁定居，创设"遂安堂"，历经十余代的迁徙、发展，而今成为

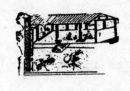

颇有声誉的重庆"中医少林堂"。

中医少林堂系刘氏第14代传人刘少林创设，经过他和其子、第15代传人刘光瑞的努力，得到了新的发展。不仅在包括放痧法、刮痧法、揪痧法、挑疳法、药针法、火针法、放血法、双针一罐法等内容的针刺疗法和包括滚蛋法、烧灯火、扑灰碗、趟热敷、滚药包、黄蜡灸、火酒法、艾灸法等内容的火熨疗法方面有了广泛的临床实践和系统的理论总结，而且还创建了重庆市神农中医药研究所、全国第一家民营的中国民间医药博物馆，著述了《中国民间医学丛书》和《乡村草医草药丛书》，研制的中医药产品获国家专利38项，获国际大奖4项、国内各种奖项28项，香港亚洲电视台为其拍摄了4集题名《寻找隐世医术》的专题片，其医理医术得到了中华医界的首肯和巴渝民众的赞扬。

现在，刘光瑞先生将其先祖数百年来学习、创造的火熨疗法，结合所采集、所吸收重庆、四川乃至西南其他地区民间流传的火熨疗法，予以系统汇集、整理，编写成《中国民间火熨术》奉献给医界同仁和广大民众，不仅对民间濒临失传的火熨疗法实施了有效的挖掘与抢救，而且将这种民间绝技从过去的口耳传承甚至秘而不宣的封闭状态推进到系统的理论阐释和技法操作的开放传承，具有较高的学术研究价值、临床发挥价值和实际应用价值。对传统医学的保护和弘扬必将产生促进和推动作用，为重庆的非物质文化遗产的保护和传承作出了可贵的贡献。因此，本人欣然运笔，撰写拙文，是为序。

重庆市非物质文化遗产保护中心主任 段 明

2008 年 5 月

中国民间火熨术

序

　　火熨之术源远流长，上可追溯至远古石器年代，原始人钻木取火得暖。初创火熨艾灸理论，见于秦汉之时各医家论述。从《黄帝内经》针灸经络体系的建立，到"因地理寒湿所困，有吴蜀自古多行灸法"之说，更多的火熨绝技在民间中世世代代流传……

　　中国民间火熨术主要汇集了巴蜀大地民间医、草药医、少数民族医的火熨技法和临床实践中逐渐形成的常用火熨之法。刘氏医家世代传承刺熨绝技，善于融通民间技法，并深得火熨治疗之巧，获取火熨精华之绝，独树刘氏医家绝技。刘氏医家经连续15代世袭传承，构成较完整的火熨疗法体系，《中国民间火熨术》就是在刘氏刺熨疗法原创和传承中，经整理汇编，提炼锤打，循证实践而成。

　　第一章从历史文献、理论详解、火熨探索、民族习惯、民间风俗等方面介绍火熨术。结合地理环境、疾病演变、相生相克等自然规律，对古今火熨术的理论探索和刘氏火熨术的临床理论进行整理，提出火熨术的热效力传导理论。认为火熨术是在经热效力对经络的渗透后，在热力与压力，以及药力的共同作用下发挥治疗疾病的作用。

　　第二章系统讲述了巴蜀民间火熨术的八个种类、八个基本

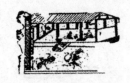

操作程序。以古巴蜀为代表的民间火熨术，主要有以下八个类别：滚蛋法、烧灯火、扑灰碗、趟热敷、滚药包、黄蜡灸、火酒法、艾灸法等。既有详细传承技法和完整理论归纳，又显出巴蜀民间火熨绝技的临床适用性和专有性。在火熨术的八个基本操作程序中，主要有准备程序、诊断程序、辨病程序、温熨程序、猛熨程序、辅助程序、综合程序、善后程序等。将民间火熨术的操作施术过程，较完整、较系统、较科学地表现出来。

第三章根据临床实践和科学循证，以人体部位和人体体表内脏区分辨识相关疾病，采取相应的火熨绝技治疗疾病。火熨术疗法，条理分明，易懂有效，技法明确，方便学者，更利患者临床康复。

在现代医学快速发展的今天，重庆中医少林堂，刘氏刺熨疗法的传人及弟子们，愿将中国民间火熨术绝技传承，并深入研究，开拓发扬。最近，经重庆市申遗医学专家组鉴定后认为，该火熨术"历史悠久，符合传统医学理论，具有较高的实用价值和学术价值，应予以重点保护"。刘氏刺熨疗法已被国家列为第二批非物质文化遗产传统中医药代表名录，并由地方政府作为重点文化遗产保护和传承。

著者　刘光瑞
于重庆渝中区枇杷山正街 101 号
2008 年 5 月

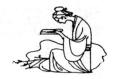

中国民间医学丛书

目 录

第一章　火熨术探源 ················ 1

第一节　历史传承 ················· 1

第二节　民间习俗 ················· 3

第三节　环境地理 ················· 6

一、寒凉霜冻 ················ 6

二、湿地雾气 ················ 8

三、疾风漫雨 ················ 9

四、夏热冬寒 ················ 10

五、低凹潮地 ················ 11

第四节　古今探索 ················· 12

一、火灸直言 ················ 12

二、辨析熨理 ················ 14

三、灸经实录 ················ 15

四、热熨难经 ················ 17

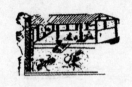

　　　五、刺熨求真 ………………………………… 20

　　第五节　刺熨口诀 …………………………… 25

　　附：刘氏刺熨绝技传承口诀 ………………… 25

第二章　火熨术的基础知识 …………………… 28

　　第一节　民间传统火熨术的种类 …………… 28

　　　一、滚蛋法 ……………………………… 29

　　　二、烧灯火 ……………………………… 30

　　　三、扑灰碗 ……………………………… 30

　　　四、趟热数 ……………………………… 31

　　　五、滚药包 ……………………………… 32

　　　六、黄蜡灸 ……………………………… 32

　　　七、火酒法 ……………………………… 33

　　　八、艾灸法 ……………………………… 34

　　第二节　火熨术的基本操作程序 …………… 35

　　　一、火熨术的准备程序 ………………… 36

　　　二、火熨术的诊断程序 ………………… 36

　　　三、火熨术的辨病程序 ………………… 38

　　　四、火熨术的温熨程序 ………………… 41

　　　五、火熨术的猛熨程序 ………………… 44

　　　六、火熨术的辅助程序 ………………… 46

　　　七、火熨术的综合程序 ………………… 48

　　　八、火熨术的善后程序 ………………… 52

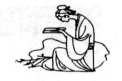

第三节　火熨术的常用工具 ······················· 54
第四节　火熨术的常用组方及辅料 ············· 57
　一、常用组方 ······································· 57
　二、常用辅料 ······································· 58
第五节　火熨术的人体穴位及部位 ············· 59
　一、十四经脉 ······································· 59
　二、常用人体部位 ······························· 62

第三章　火熨术的运用 ······················· 64

第一节　头部 ··· 64
第二节　颈部 ··· 67
第三节　肩部 ··· 70
第四节　背部 ··· 73
第五节　腰部 ··· 76
第六节　胁部 ··· 79
第七节　皮部 ··· 82
第八节　肉部 ··· 85
第九节　筋部 ··· 88
第十节　骨部 ··· 91
第十一节　上肢 ··· 94
第十二节　下肢 ··· 97
第十三节　前胸 ··· 100
第十四节　中脘 ··· 103
第十五节　小腹 ··· 106

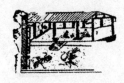

中国民间医学丛书

中国民间火熨术

第十六节　阴窍 ……………………………………… 109

第十七节　眼部 ……………………………………… 112

第十八节　耳部 ……………………………………… 115

第十九节　鼻部 ……………………………………… 118

第二十节　口部 ……………………………………… 122

第二十一节　咽部 …………………………………… 125

第二十二节　面部 …………………………………… 128

第二十三节　体部 …………………………………… 131

第二十四节　心部 …………………………………… 134

第二十五节　肝部 …………………………………… 137

第二十六节　脾部 …………………………………… 140

第二十七节　肺部 …………………………………… 143

第二十八节　肾部 …………………………………… 146

后　记 ………………………………………………… 150

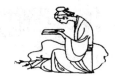

第一章　火熨术探源

第一节　历史传承

　　火熨术,由古代的针灸法中的灸术演变而成,其历史源远流长。在人类初期,火的发明及运用,从一开始就同治疗疾病相关,有史记载《周礼·冬官考工记》的"凡试庐事……灸诸墙,以视其桡之均也。"其意为将准备制作戟矛柄的杆条放入墙壁中,周围加温观察其柄的弯曲程度及防止弯曲变化的一种方法。烤也称之为灸,如"灸烩佳肴"等。《黄帝内经》借用此字之意,将凡用火烧烤治病的方法称之为灸法。如《灵枢·官能篇》所说:"针所不为,灸之所宜""阴阳皆虚,火自当之""经陷下者,火则当之。经络坚紧,火所治之"。

　　《素问·气血形态篇》曰:"是为五脏之俞,灸刺之度……病生于脉,治之以灸刺。"自此"灸"字便成了医学的专有名词,也是古代火熨、火灸、艾灸、针灸的主要语义的一个重要依据。

　　《素问·异方法宜论》中记述了灸法的来源:"北方者,天地所闭藏之域也,其地高陵居,风寒凛冽,其民穴居野处而乳食,脏寒生满病,其治宜灸焫,故灸焫者从北方来。"

　　《素问·汤液醪醴论》曰:"当今之世,必齐毒药攻其中,镵石针艾治其外也。"叙述内病用药及针火外治的作用。

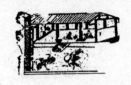

《灵枢·背腧》篇载："以火补者，毋吹其火，须自灭也；以火泻者，疾吹其火，传其艾，须其火灭也。"其中谈到补泻两种灸法，是指不用口吹艾火，或让艾火自燃自灭，可以反映出艾火对皮肤的损伤程度。

《针灸资生经》记述："凡着艾得疮发，所患即瘥，若不发，其病不愈。"

《汉书·艺文志》中说："医经者，用度箴石汤火之所施，调百药齐和之所宜。"唐·颜师古注曰："箴所以刺病也，石谓砭石，即石箴也，古者攻病则有砭，今其术绝矣。"火熨针刺放血与内服百药治疗已构成古代的主要治疗方法。

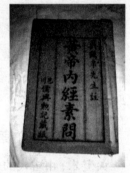

清代版古籍书
《黄帝内经·素问》

《针灸甲乙经》专述灸疮不发时，促使其发的方法："灸疮不发，用故履底灸令热，熨之，三日即发。"

《千金方》中所述"体上常须三两处灸之，勿令疮暂瘥，则瘴疠、温疟、毒不能着人也。故吴蜀多行灸法。故云：若要安，三里常不干"。

《灸法口诀指南》："人过四十以后，阴气渐衰，火气易于上冲，常灸足三里三五壮可防止逆。"

《扁鹊心书》载"如癫狂人不可灸，及膏粱人怕痛者，先服睡圣散，然后灸之。一服止可灸五十壮，醒后再服，再灸"。

《寿世保元》也提出了"着艾火痛不可忍，预先以手指紧罩其穴处，更以铁物压之即止"。

《理瀹骈文》中述"头痛有用酱姜贴太阳烧艾一炷法"。

历史上灸法、火熨之术专著很多，当数马王堆出土的汉代《足臂十一脉灸经》和《阴阳十一脉灸经》为最早文物佐证。此后相继出现的有：晋代的《曹氏灸方》及专用灸而不用针的《外治秘要》，

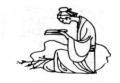

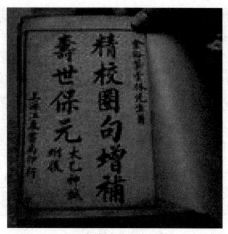

中医古籍《寿世保元》

唐代的《骨蒸病灸法》，宋代的《外科灸法论粹新书》《膏肓灸法》《备急灸法》，元代的《黄帝明堂灸经》，清代的《神灸经论》等。

第二节　民间习俗

数千年来民间就流行火熨之术，而火熨的表现方法及运用方法因民族和地区而有所不同。有习惯性民间医药的运用和少数民族医药的临床运用。

从习俗上看：每年的端午节是民间采收草药的时候，人们有将艾叶、石菖蒲、石楠藤、木姜子、枫香树球，草珊瑚等祛风除湿药和金银花、蒲公英等清热败火解毒药煎水给全家人洗澡和热熨患处，熏烟房间的习俗。

从民族医疗看：蒙医"霍勒灸"即蒙古灸，是一种将奶油拌小茴香涂在毛毡上加热裹敷的方法，或食盐局部热敷。蒙古火灸法，用红绸裹患处，垫上一层薄木片，然后用艾草烧灼，使热

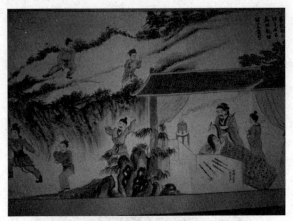

华佗针灸治疗图

透入经络肌骨。

藏医艾灸：可治一切脉病、热病。热灸能够封闭脉道要穴，使病邪不致流窜于脉道，有行消化、破痞瘤、除疖痈之功效。藏医热穿刺疗法，是将刀针加热后穿刺或火灸后穿刺或刀针加热穿刺后再火灸，或热水浸渍石子火熨。

彝医烧火法：此法用于伤寒危重病患者的抢救，火烧药酒涂抹于患处或头心、胸心、背心、手足心等处。

黎医巴附火罐法：将火炭对着患部盖上牛角，待火炭自灭，20分钟左右牛角自然落下，即热温拔吸患处或穴位。

傣医拔火罐：即用火纸投入罐内，趁热温拔吸患处或部位，达到祛寒除邪、活血顺气等作用。

苗医传统的火针疗法、熏蒸法、桐油点烧法，蒸汽疗法、药物煮沸淋洗、晡间疗法、高奴嘎疗法等，均是以热温、热烧、热熨、热洗为主治疗内外病邪，达到康复强健目的的方法。

侗医打灯火：用桐籽油涂于术者手掌心，再置火上烤热，趁热覆盖在婴幼儿肚脐、脚掌中心，反复热熨至幼儿肚脐、足发

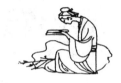

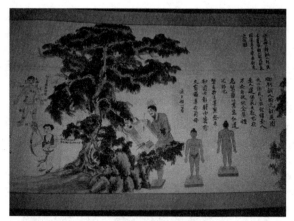

宋代王惟一铸铜仁针灸图

热为度，滚蛋法也有同样作用。

维医沙疗和全身热疗法：即先挖一个深10~20厘米的沙坑，患者将病痛部位埋入沙坑内，再覆盖10厘米加热的沙子。

水族熨法：凡麻疹出不齐，将药炒后用布包好，趁热熨搽全身，使疹快出。

哈萨克族的"布劳"疗法：①胡木布劳，即一小袋沙子在锅内炒热后，放在局部透热，治疗疾病；②吐子布劳，即在一桶热水里加一定量的食盐泡肢体，用被子盖好桶边或把食盐放在锅里烧热后装在小袋内放在局部透热；③阿尔下布劳，即侧柏叶泡在水中煎煮，待晾至不烫手时将肢体泡在水中，用被子捂住，保持局部温度透热；④塔斯布劳，即拿几块石头用火烧烫后，放入盛水的铁盆里,待出水蒸气时，用水蒸气熏蒸身体病变部位。此法多用于淋病、尿道感染、妇科病等。

佤医蒸熏：即用酒糟或草药用水煮，加酒适量倒入盆内，再在其上置一凳，患者坐在凳子上，毯子盖严，用其热气蒸熏至出汗，主治风湿疼痛、重感冒等。

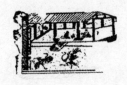

中
国
民
间
火
熨
术

第三节　环境地理

　　环境气候和地理潮湿将直接影响人体的身体健康,自古人类对疾病的认识,就十分清楚天地人三者的相互关系。自然界的风雨雷电、山山水水是一个完整的互助相克的关系,而人在其中,自然界的风寒暑湿燥热变化也影响人体的心肝脾肺肾和经络、骨骼的变化。所以,民间有"一方土地养一方人"的说法,而数千年的中医药理论认为,自然之气的运行规律对人体内的五脏之气的生理规律均有一定影响,相生则健康,相克则受邪犯病。

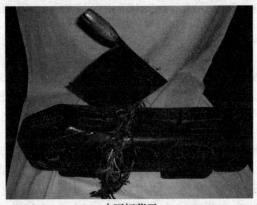

古医切药刀

一、寒凉霜冻

　　从地理方位看北方属寒凉之地,易于霜冻,外寒内燥、阴寒之气盛行、阳气内藏收敛。
　　一年中冬季为寒凉之最,霜冻之极,寒邪侵扰,万物皆藏,寒风霜冻,阴邪侵袭不断。

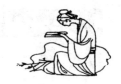

在人体患病时,首先寒邪侵于皮毛及络脉,后入经络,再窜经脉,困肌透骨,侵袭脏腑。寒在表,则肤凉;寒在里,则骨冷;寒在脏,则寒凝气滞痞结;寒在腑,则痉挛疼痛;寒在上,则头痛不安;寒在下,则手足冰凉;寒在中,则胃逆上涌,易呕吐;寒在两侧,则肝郁气滞易忧闷。

北方之人得地理之寒,易透骨入筋,反生抗寒之体,强健皮毛经络。而南方之人,有地理温暖之效,皮毛肌肤得温,偶有伤寒则不易知晓,反降抗寒之势,更显伤寒之证。

东西方之人,因地理特殊,寒热相兼,故外寒内热或内寒外热者,比比皆是。古人善用柴胡之药,意在寒热往来双向调节,祛寒除热之理也。

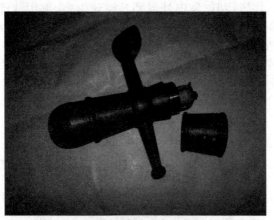

现代创新的火灸用具

人若病危,虚寒相兼,虚到极处,必受寒邪。而寒凝太久或寒滞太长,则虚实之证相兼而升,乱脏行腑,各种病症出现,让医家难识病因,因而治不愈,良方难求。古人每遇此景,善用内服外治之法,外用火熨灸术,内服扶正祛寒之方,即可解治。

人在冬季而寒凉,可用强健四肢酒浴之方,温泉之浴,草木

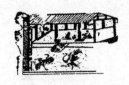
相沐，姜汤暖酒。而羊肉、狗肉更是内服食疗佳品，适度食用有益固阳驱寒。冬季人应内存阳气，固阳者身体健，守阳者多长寿。

二、湿地雾气

从地理方位看，盆地多为潮湿之地，湿度大，雾气漫，原生态之森林，气雾弥漫不断。湿为万物之灵，雾为植物之精。湿度相宜万物春秋茂盛。

一年中春秋转季易生湿，湿在大自然与寒相结，为寒湿所困；与热相佐，则湿热而生；与风相伴，则风湿游动。

在人体患病时，体内外湿邪易相兼为病，湿困脾胃而不思饮食；湿滞下焦则尿浊隐痛；湿滞上焦则咳嗽不断，痰稠量多；湿滞经络、骨骼则痛风，疮毒湿肿不聚，关节重痛。湿在腑中易转化，湿在脏中多停滞。湿性重浊凝滞，与血相遇则血困，与气相逢则气痞。

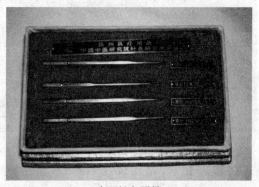

古医针灸用具

盆地之人，得潮湿之气，湿邪易透骨入筋，夏季与热相生，则湿热常见，冬季与寒相遇，则寒湿多存，春秋之风相随，则风

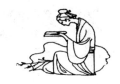

湿四肢困惑，迎季节风雨而痛，伴日月兴衰而乏力。

自然界中，暑热天气，遇水而腾雾气，水与热相兼而生湿；胃纳冷凉之而湿困；贪凉久坐寒地而致寒湿；痰湿之躯，迎风寒侵扰而致风湿。

四季转换之时，人体易受湿邪所困，湿滞不通，易痛症不断。困湿太久，则化热生火，耗伤阴液，用利湿养阴之法调养。

自古良医调脏腑、合阴阳，善从湿热入手，多用渗湿利水、散寒除湿、清热化湿之法。临床中湿邪忌补，行补偏腻；湿邪忌发，发伤正气；湿邪忌寒，寒凝痞结。

三、疾风漫雨

从地理方位看，高山高原疾风不断，而丘陵、山沟、低凹之地多为漫雨潮湿。

一年中夏季热风、冬季寒风均对自然界有极大的影响，从自然界的辩证法则看，也是对自然界有很好的平衡协调作用，风行大地万物皆灵，风雨相助，滋润世间。

在人体受风侵扰时，有自然界之风外侵，透皮伤筋，达骨入脏，多有风热、风寒、风湿之证，更有中风、中暑、中寒湿之证出现；而人体内自生风邪，多因肝风内动、血虚风动或阴虚风动致神明不开等。

风在表，人体则风疹瘙痒，风斑；风在肌，则人体肌肉游走酸痛，麻木抽筋乏力等；风在骨，则人体阵阵隐痛、骨骼变形、游走不断等；风在脏，则人体五脏不安。风入心，则人狂躁心烦；风入胃，则人胃气上逆，肠鸣不断；风入肝，则人肝气横逆，情绪变化无常；风入肺，则人满胸气短、哮喘；风入肾，则人肾气虚损、下元虚衰。

风雨相兼，则生湿，人体多有风湿之病；风寒湿相夹则生痹，人体多有经络阻滞；风热相合则生燥，人体多有口鼻咽干、皮肤瘙痒或咯血；风火相助，则生痛，人体多有外痛、内痛犯病。

自然界中风邪易变，快速善行。人体中，风逆紧迫，透皮窜经，入脏通腑，行脑窜上。人体四季转换中受不同风邪所袭，分为风火、暑风、风寒、风湿。风邪随表皮汗出则解表，风邪由二便排泄，则泄毒，风邪应阴阳相调和，则气顺血畅。

四、夏热冬寒

一年中夏热酷暑，冬季寒极，万物阴阳分明，四季变化有度。人体患病时，夏热火毒由肌肤所侵，随经络流窜脏腑，内生湿热，内聚热毒。冬季遇寒，外寒内热，则五脏阴阳失衡，多有怪病犯内。脏腑间相克，恶性循环，心、肝、脾、肺、肾五脏皆有症状不适，迷惑患者，更难医治。

西方之人，得地理之夏热冬寒，夏有中暑，冬有伤寒，暑伤头部，寒及内脏筋骨。古人之法，夏季避暑藏洞穴，冬季驱寒用火疗。

人在病中，寒热相兼，阴阳失调。自然界的寒热为自然界的大阴阳，而人体内的寒热为人体内的小阴阳。自然界阴阳与人体内的阴阳相融，有互补关系，更以得利者相生，得害者相克的原理循环。

人体夏季而热，冬季而寒，热升寒降；热升走窜头部皮肤，头有昏眩，肤有疮毒，内生痞结。寒入经，则筋骨凉，凉在骨，则关节寒痛。内寒聚瘀而痛，外寒凝滞而疼。治疗中，热可平火，排暑在于春。寒可祛凉，温体在于秋。春升阳不过，阴柔自存，秋收阳自留，寒毒自尽。

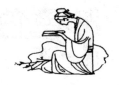

五、低凹潮地

从地理方位看,主要属丘陵之地、江河湖泊之地,内有阴河暗流,外有植物茂密,长年湿润,水湿不断。

一年中低凹潮地,应四季而变,夏季多有蒸发之气夹瘴气而行,秋季多有雨露漫雾,冬季多有寒凉霜冻,春季多有万物滋润。

人常居低凹潮湿之地,易为湿邪所侵。风湿相兼为病,侵肌犯脏,湿滞皮络多生疮,湿滞经脉多痉挛,湿滞筋骨多关节肿痛,湿滞脏腑多易化热。湿性之邪多转化,湿毒与燥火相关,湿热与虚火相连,湿风与游走相近。

低凹潮地之人,湿度偏大,湿温常困,温性入脏腑,多见脾胃湿困,肠胃不适,消化受纳受影响;肺有湿滞则黄痰喘急;心有湿滞,则心律不齐、心慌胸闷;肝藏湿邪,则面黄眼困,肝肋隐隐作痛;肾留湿邪,则尿黄尿频、腰胀疼痛;四肢筋骨湿滞,则关节漫肿疼痛。

低凹潮地之人,受环境因素影响,饮食偏辛辣燥热之品,多取其驱湿散寒的作用。古人善用除湿利尿、解表发汗、通便利水之法解湿邪之困。

人常患湿邪之病,肝肾湿热偏盛,引起肝肾两脏热甚阳亢;心肺上焦湿热偏盛,引起心肺两脏虚火上炎,心衰肺痈;脾胃湿热常困,引起脘腹胀满,大便溏泄,身重体困,身热口苦,渴不思饮。现代人因过食肥甘,烟酒无度,运动量少,致湿邪内生,再兼外湿,易患湿毒瘀肿,长久停滞,多生痞结硬块,是为肿瘤。

现代人居室讲究恒温,长处在一定的温度中。气温及干湿度遇季节而变是一种享受,若长期处在恒温、恒湿中,则人体自身抗病、抗自然寒暑及干湿之力减弱。

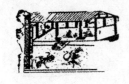

第四节　古今探索

火熨之术历史悠久，各朝代的名医运用火熨术治疗疾病的经验丰富，由理论探索到实践临床总结，对各种火灸、火熨、灼烫的实例观察，为我们提供了广泛的医学资料，对我们研究火熨之术，探索火熨、灼烫之术的治疗养生原理，创建独特的中医药外治理论体系，具有重大临床价值。

一、火灸直言

灸，是传统中医的一种医疗方法，用艾叶等中药制成艾炷或艾卷，按一定穴位或部位烧灼或熏烤，温烤与针刺常合用，故称之为灸。

《周礼·冬官考工记》："灸诸墙，以视其桡之均也，横而摇之，以视其劲也。"这是较早记述灸的用法。

《史记·仓公传》："齐中大夫病龋齿，臣意灸其左阳明脉。"

灸古时称为烤，有烘烤之意，《诗·小雅·瓠叶》："有兔斯首，燔之炙之。"《左传》："炕火曰灸""灸，灸肉也"。

最典型的是在《三国志·蜀志·关羽传》中："羽割炙引酒，言笑自若。"

《黄帝内经》："灸刺和药逐去邪。"《素问·血气形志篇》："形乐志苦，病生于脉，治之以灸刺。"

《汉书·艺文志·医经》中说："用度箴石汤火之所施，调百药齐和之所宜。"

火熨之术源于古代灸术，其临床理论出自《黄帝内经》，更有各代名医施术的临床体会，自从人类掌握了火，认识了火，做熟食用火，抗寒用火，疗伤用火，火逐渐被运用到人类的生活中。灸术到烧灼法由一代代相传，无数医家不断学习运用，灸与针

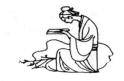

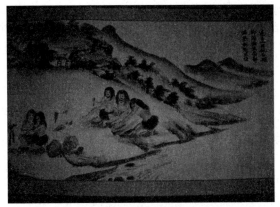

远古之人治病场景

组合，常见针灸之术；火熨与百药合用，常见内外兼治。火熨之术由外表皮毛筋骨入手，外驱寒镇痛，内温通调脏腑，扶正祛邪是主要目的。

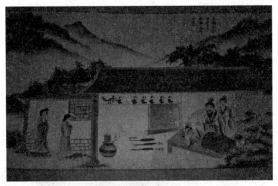

扁鹊针刺治病场景

火熨之术，古人有古法百种，今人有临床体会若干，无论何法，均以解决患者病痛为上乘之法。其临床实践最重要，一招一式没有医理之悟，难求医术之精，灸在几分，熨在何度，全凭经验，让后学者无法深知，更难猜测。同样一证各师门派，所灸所熨常见差别，无论千般变化，万般技法，总归一点，得古人之训，验历代之术，获临床真经。

二、辨析熨理

火熨之术源于灸，但区别于灸。灸常以穴位点为主，火熨常以部位面点结合。灸靠艾火之力透穴，火熨仅用药热之力透骨，灸熨联用辨证治疗。

熨烫之理在于将药物涂抹在一定治疗部位上，借用火熨之热力，透药性于内，通经活络，强力穿透，行快速热力、热温、热药之术，达散寒通瘀，解表活血之功。

熨烫之理在于将药酒燃烧汽化，行药酒之汽于表，散发酒香、药香、体香的混合之气，达到内外汽化，燃烧热化一一的境界。燃烧祛邪，温阳固肾，扶助正气。

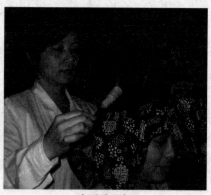

火熨头顶部

熨烫之理在于将治疗的部位和穴位结合，有点面的关系，

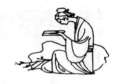

大面积的熨热，点穴上的烫灸，其内透力增强，更能激活人体生命力，增强免疫力，减轻疼痛，缓解危症。

熨烫之理在于将中医的辨证论治之理用于诊断，更用于施术。由"寒者热之"到"热者热克"之法，和"寒热往来"到"刺熨联用"之法都有鲜明的临床辨证特征。

熨烫之理在于将民间火熨之术的经验和临床绝活融为一体，将在寒凉和潮湿的环境中人体产生的风、寒、暑、燥、火等症状，用火熨的慢、急、快、准、狠的治疗特点及药物的寒凉、燥热、散瘀、活血、强筋、壮骨等配合，共同治疗疾病。

火熨法施术独特，方法多样，前有古人经验，后有众多医者实践。多施多用常会起到立竿见影的效果。

三、灸经实录

《黄帝内经》记载："针所不为，灸之所宜。"

灸法起源于我国原始社会，早在《素问·异法方宜论》中就有记载："北方者，天地所闭藏之域也，其地高陵居，风寒冰冽，其民乐野处而乳食，脏寒生满病，其治宜灸焫。故灸焫者，亦从北方来。"

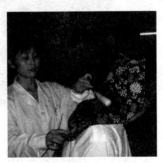

火熨肩颈部

最早用文字记载灸法的是《左传》，它详细记载了公元前581年医缓给晋景公诊病时讲的一段话，医缓说："疾不可为也，在肓之上，膏之下，攻之不可，达之不及，药不治焉。"这里所言"攻"即灸法，"达"即针砭。

《庄子·盗跖篇》："丘所谓无病而自灸也。"

汉代许慎《说文解字》云："灸，灼也，从火音'久'。灸乃治病之法，以艾燃火，按而灼之""刺以石针曰砭，灼

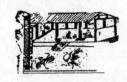
以艾火曰灸"。

在长沙马王堆三号汉墓（公元前168年）出土的帛书中，有两种传本的古代经脉著作，为《足臂十一脉灸经》和《阴阳十一脉灸经》，这两种战国时期的帛书"经脉"篇，是记述灸法最早的医学文献。

《黄帝虾蟇经》则专论灸刺的宜忌和补泻。

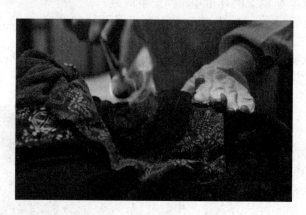

火熨背部

《黄帝内经》记述灸法、火熨的理论方法，内外兼治、辨病、辨证等就更多了，此不一一赘述。

此外，历史上的《曹氏灸法》专著，并有灸师之职出现。而名医葛洪的妻子鲍姑，就擅长灸术，以灸治赘瘤与赘疣而闻名。

随着历史的变革，社会的发展，自唐代开始各种灸术门派不断发展，其专著丰富，灸术技法众多。如唐代的《骨蒸病灸方》，唐代王焘著《外台秘要》弃针而言灸，更是具有新意。宋代的《外科灸法论粹新书》《膏肓腧穴灸法》及《备急灸法》。唐代孙思邈《千金要方》中记述火熨灸术的运用，宋代王执中《针灸资生经》，明代杨继洲《针灸大成》，清代吴谦等著《医宗金鉴》

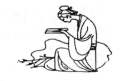

对灸法阐述尤详,清代《神灸经论》《理瀹骈文》均有灸法记载。

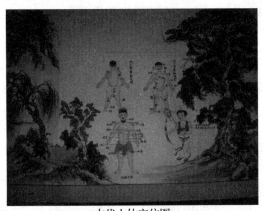

古代人体穴位图

《千金方》中有"凡入吴蜀地游宦,体上常须两三处灸之,勿令疮暂瘥,则瘴疬、瘟疟、毒气不能着人也"。

四、热熨难经

热熨之法,是利用经络贯注,行热药之气,调经脉之气,合内脏之气,驱外邪之气的方法。热是温度之数,熨是有灼烫之变,二者合一,构成特有的热熨之法。

（一）熨技持久

热熨之术,缓慢加温,以消散表邪,温经散寒,解毒行气。久熨之理在于温通,久熨之法在于升热,热熨持久,助经脉气血得阳气而健,得热温助力,使其免疫力增强。

久熨禁停,切忌停留在一处,隔熨或间隙热熨反复数次,逐渐靠近。使血液流动加快,逐步热温扩散,由络脉热透经脉。持久热熨之技术,全凭临床术者个人体会。掌握得当,方可把握施术之良机。

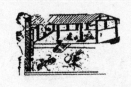
经脉受邪，寒凝痉挛，肤温低下，气血不畅，慢温久熨，化寒气而通流，解痉挛而血畅，行热气而升阳。

（二）熨烫快准

火热之猛，快速加温，隔布熨灼时，术者猛击患处一掌，可借力传热，用热导药。

熨力快则透热猛，力到则热到，热到则气到。热熨在片，灼烫在点，点热聚穴位，灼热穿筋骨。大凡疼痛之症，寒瘀痞结，热熨往往立竿见影。

压穴要准，酸、胀、麻、痛、热，五种感觉俱全，热熨灼贴，准确施术，一轻二揉三热到位。

内疾用猛火，久病施慢熨，内疾选穴选点要快准，三慢一快巧施术，一快一慢常相宜。

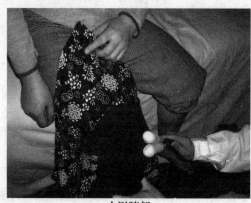

火熨膝部

（三）循经熨穴

经脉有起始，经穴有深浅盈满，肌筋多纵横，骨骼内脏紧相连。内痛外治，古人常法，循经施治，奇穴针熨。

经脉主治，内经导热，温通内外。由经散热温暖四周，经

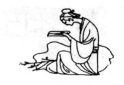

有自循，更存逆转，相生相克，在表在里，阳亢阴溢，皆属经脉所显。

经穴透析，在皮者谓络穴，肤痒、肤疮、肤麻木为病变其中。在肌者谓经穴，痛、胀、酸、麻是点所放射，热熨透皮达穴，由穴循经，由穴通骨，由穴入脏下腑是基本传导原理。

经脉经穴辨证热熨，左右对称施术，前后夹击熨烫，上下联动灼穴，既扶正祛邪，又祛寒散热，更可破瘀镇痛。

（四）热证相解

药物有以毒攻毒之理，火熨灼热更能以热消炎，以热退烧，以热散肿。

热证内生，必有寒证相夹，更有湿证相兼，熨烫对热证，势必热对热，内热顽症久熨慢烫为主，外伤红肿在四周灼热散瘀。

热证在肤，则肤热奇痒；热证在肌，则红肿疼痛；热证在骨，则骨骼无力，隐痛不断；热证在内脏，则功能紊乱，气逆血乱。

热熨火灸，内外热气相融，渐行畅通，扶助正气，理顺逆乱，改善体内机能。热证热疗，热能扶阳，热可灭毒。

（五）针罐贴熨

针刺放血、火罐拔吸、贴敷膏药，三项常用外治法与热熨辨证联用，相互配合施术。

针刺常见三棱针、梅花针点刺，先针后熨或先熨后针，主治热证、寒证或寒热相兼之证，针熨辨证施术，对症治疗。

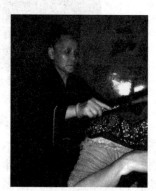

火罐拔罐或水罐拔罐，重在部位，可先走罐施术，然后火熨经脉，对寒湿之证，更有明显的临床疗效。

火熨颈椎处

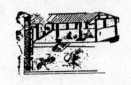
贴敷膏药是将不同配方的药物，调敷在热熨施术的患部，然后火熨灼烫，反复数次，这一疗法对深部骨骼、内脏顽痼之疾，有透热药达的功效。

五、刺熨求真

历史上针灸到刺熨的发展是一个临床实践的过程，也是一个由理论到技术都不断提高的过程，更是一个中医药试验的过程。在外治法的各种原理中，可以清晰地看到刺熨之术的外部调理和内脏的关系。

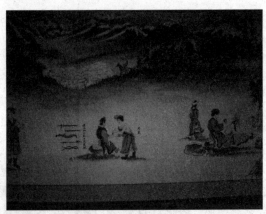

少数民族医治疗图

（一）皮肤的凉热试验

每一个正常的人在不同的气候环境下，有肤热或肤凉的自然现象存在。肤热是体温升高或环境高温在人体表面的反映，而肤凉是人体气血循环缓慢或外界寒凉的具体表现。试验证明，能长期坚持在寒冷环境中生活的人，其体表的御寒

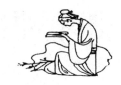

能力远比一般人强；反过来，高热地区的人也远比其他地区的人耐暑耐热。如果一个正常人忽热忽凉必然感冒；如果是一个体虚的患者，突然感受气候的凉或热，将加重体内的疾病转化，使慢性疾病更深沉难治。所以自身肤热、肤凉除与气候相关外，同时也与体内脏腑的病变相关。在临床的凉热试验中，通过外界的加温或降温，可以退热或御寒，但更深层次的意义在于人体内的体质有所转化。增加表面的热量，温通血脉筋骨，对虚证、寒证有直接作用。而降温，对退热、消肿、解痉有直接作用。在治疗过程中，若寒湿腰痛的患者，用热熨之术，可以使其气血循环立即改善，使皮肤温度升高，其疼痛快速缓解。

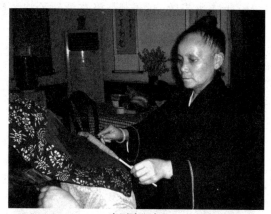

火熨肩胛部

（二）药物的热透试验

在临床试验中，将一定配方的中药捣汁或研末调敷在患者皮肤时，药物逐渐溶解和浸入孙络，影响孙络气血循环，并透络传经入脏达到治疗的目的。火熨药物热透试验，也正是利用

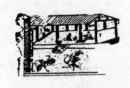

这一基本的传导原理而进行的。如果患者有外寒之象,四肢厥冷或肤凉,可先火熨皮肤,温通皮毛经络,然后将一定配方的药汁或药末调敷患处,再借用火熨之术加温灼烫,促进肤表药物借热力而渗透,使已渗透的药气药性得到扩散。如果药物配方是以散寒消肿为主,借热灼之力,患者顿感凉气穿透(先热后凉),有轻松之快感。试验证明,药物的有效成分完全可以借火熨热灼之力,快速渗透经络,从而调节人体内的各种功能及治疗疾病。

传统的药物敷贴患部,常采用冷性敷贴之术,部分膏药热化后,直接在患部敷贴,其配方中,往往加入大量的芳香开窍和挥发性药物成分,以便使皮毛经络借芳香而透络,借挥发而传经入脏,达到治疗目的。而火熨术的药物热透作用,可以快速地提高药物的传导功能和药效,更准确、更有效地治疗各种疾病。

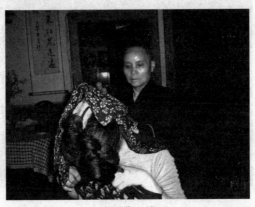

火熨背心处

(三)患病部位的镇痛试验

临床试验证明,引起患者疼痛的病因复杂多样。无论是急性疼痛、慢性疼痛,深部疼痛、表面肌肤疼痛,都需要施术者全

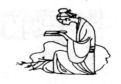

面思考，辨疾病的寒热、虚实，确定部位的内外深浅，从而制定火熨热灼直接施术、间接施术、多穴位同时施术的治疗方案。

猛火热灼镇痛适合于实寒之证，如寒湿关节疼痛，胃寒痉挛，寒湿痛经，寒凝腰痛等，其施术方法是：在患者疼痛部位或相关部位、穴位快速火熨热灼按压，使热力借猛劲速达疼痛部位，立即缓解疼痛。例如，风寒头痛者，在试验中均有立竿见影之效。

慢火热熨镇痛，适合久病隐痛，深部不明原因疼痛或表面疼痛的虚证患者。如内脏长期隐隐作痛，骨关节游走性痛，肌肉酸胀痛等。其方法是：在患者疼痛部位或相关部位、穴位缓慢热熨火灸，用力按压不宜过猛，即可达到缓解疼痛的目的。

远离痛处施术镇痛的火熨，适合于一些遇热即疼痛加剧的患者，如实热证、骨折、扭伤出血等。其施术方法是：在患者疼痛部位的对侧或前后，上下、左右施术，达到镇痛的效果。

热熨镇痛的试验证明，热熨可以活血通瘀、排瘀、消瘀，热熨可以促进气血循环，减轻局部胀痛、刺痛、酸痛感，使内脏功能、四肢经络功能得到快速调整，达到镇痛的效果。

（四）热熨经脉的传导试验

传统的针灸在经脉循行上有明显的传导作用及传感反应，而热熨的传导由外入里是非常容易显现出来的。但是沿上下、左右经脉循行走向的传导反应，则不容易在热熨中被发现。因此，热熨经脉的传导试验在临床试验中意义十分重要。

首先，在临床试验中发现，有相当一部分人对经脉、穴位敏感，热熨的传导作用较强。而另一部分人对经脉、穴位不敏感，热熨的传导作用滞后或微弱。临床发现，凡寒湿、寒凝、寒瘀的患者，其经脉传导迟钝。反过来湿热、湿毒证的患者，其经脉传导敏感。

热熨经脉传导试验方法是：将热熨部位由点到线地来回熨

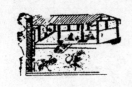
烫,然后集中在主要施术部位,使热力由经脉往上下、左右传导,令其经脉渐通,气血循环通畅,内外互通。热熨与经脉、气血的热效关系,是以热生血、以热活血,经脉传导流畅。经脉的热效传导,不仅有利于调节脏腑功能和加快病变好转,更有利于使内外相通的气血盈盛丰满,人体自身的抗病、抗邪、抗自然能力增强。

热熨经脉的原理在于,可以将人体内的经脉、肌肉的寒凉迅速转化为热能。解表散寒,除湿祛邪,使人体气血的本源改善,是热熨经脉的主要目的。

(五)刺血减压与热熨对热证的试验

临床试验证明,传统的针刺放血,具有泻热、排毒、消肿、化瘀等功效。在临床的运用中,刺血与热熨的联用,能治疗很多疾病,特别是寒热兼存之证,虚实共生之象,多脏腑聚邪作痛的情况等,用刺熨施术辨证析证,巧妙治疗,其疗效显著。临床刺熨的试验方法是,先刺血排毒、消肿、化瘀,泻热,然后火熨传热,抗寒破瘀、升温,适用于外邪偏重的疾病。反过来,先火熨后刺血,适用于内邪偏重的疾病。前者病在气分,后者病在血分。凡实证偏盛者,血宜多出,凡虚证偏衰者,血宜少出,多火熨火灸。

热熨之术对热证的试验方法是:在热证比较明显的部位或相关穴位,进行慢慢热熨火灸,逐渐地以热抗热,以热散热,以热消热,改变皮肤及经脉之温度,使表面皮毛络脉腠理宣通,达到经脉气血温通,内脏气机畅通的目的,并能使血液由快转缓,气分由升转平,逆厥痉挛逐渐松弛。

灼烫和一定配方的药物对热证患者的血液、汗液、精液、气分的调节有十分微妙的作用。

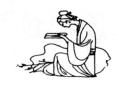

第五节 刺熨口诀

刺熨口诀，主要是挖掘整理巴渝地区传统中医药精髓，结合刘氏祖辈辨证施术的临床治疗经验，不断总结而成。口诀内容按民间五行归类，构成刘氏刺熨绝技的核心技法，分为五诀，即刺法诀（金）、灸熨诀（木）、辨血诀（水）、刺熨诀（火）、治病诀（土）。该口诀医技绝妙，临床运用，疗效独特。

附：刘氏刺熨绝技传承口诀

刺法诀（金）

刺两分，挤三滴。刺五分，血淌流。
刺皮络，泻汗油。刺血络，通瘀游。
刺脉筋，恶血流。刺骨筋，断毒瘤。

灸熨诀（木）

灸在点，熨烫片。药贴穴，熨更效。
火熨术，三掌力。热适量，力透叫。
药酒配，秘方绝。驱寒邪，火攻妙。

辨血诀（水）

血水黑，内瘀结。血水青，病连筋。
血水黄，气逆狂。血水赤，耗血津。
血水淡，识痨心。血水黏，磨神精。

刺熨诀（火）

观气象，明地理。顺时令，冬灸夏刺。
古针术，重传承。行刺熨，快针慢熨。
常见病，季节症。扶正气，先针后烫。
疑难症，难辨明。止隐痛，猛火渐行。
多病痛，识标本。用刺熨，内服外治。

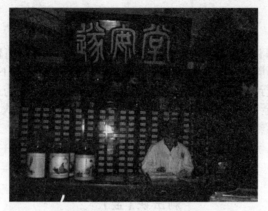

重庆少林堂始于遂安堂药房

刺点穴，熨表面。技求稳，刺熨均匀。
寒痹痛，刺熨用。寒热身，先刺后熨。
疮毒肿，刺血涌。虚实相，补泻兼行。
膏药酒，联用绝。内疾消，默咒断运。

治病诀（土）

灸三里，求长寿，除腿疾。
熨命门，强肝肾，固元集。
烫心俞，利心肺，消胸积。
烧百会，镇头痛，升阳极。
热肚脐，通脏腑，化湿积。
温八髎，保命元，显功绩。
开口刺，龙舌窝，消渴疾。
针四缝，变容颜，除疳积。
泻少商，刺少泽，救命急。
针大敦，点百会，排顽疾。
内疾病，刺十宣，荡血迹。

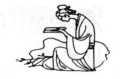

针委中, 泻恶血, 消淤积。

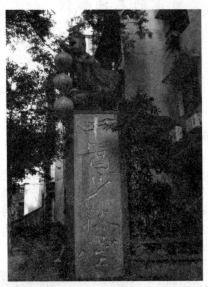

重庆中医少林堂招牌

第二章　火熨术的基础知识

第一节　民间传统火熨术的种类

　　民间传统的火熨术，在不同的地区和不同的历史环境下，产生了不同种类的火熨法，这些方法在治疗疾病中，有相似的原理，都是借火熨之力透药力热力入经脉，达脏腑，治疗各种常见病、疑难杂症。在临床中有不同的运用方法，将火熨术演变为适应各种疾病的治疗手段和技巧。

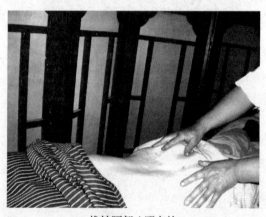

推按腰部八髎穴处

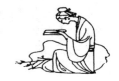

一、滚蛋法

1. 起源及习惯　本法是古代巴渝农村家喻户晓的一种治疗方法。它取材方便、经济，凡是家中有人生病，都习惯用滚蛋方式进行治疗。最常见于治疗儿童的一些疾患。

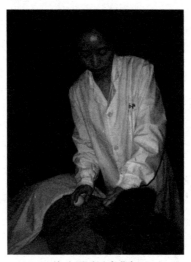

热鸡蛋熨烫肩背部

2. 施术方法　用煮熟而热烫的鸡蛋，不去壳，在患者头部及病痛处反复滚转进行治疗，所用的鸡蛋、鸭蛋、鹅蛋在煎煮时应配制葱、姜、艾、盐共同煎煮。其配方比例在民间运用中随意性比较强，而盐为少量放置。冷滚法，用煎煮后的蛋待冷后使用，一蛋数次施术，反复进行。

3. 施术部位　全身所有部位均可施术。

4. 适应证　伤风感冒，风寒咳嗽，发烧无汗，头晕，全身酸麻，四肢无力，霍乱，痢疾等。对小儿疾病如惊风，腹泻腹胀，食积，疳积等均有效。

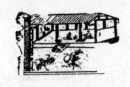

5. **注意事项** 滚儿童皮肤时，用热滚法，鸡蛋不宜太烫，防止烫伤皮肤。鸡蛋煎煮时，火不宜太猛，以免鸡蛋爆裂，不便滚动。蛋经滚动后，不宜内服，但可反复运用。

二、烧灯火

1. **起源及习惯** 本办法是在巴渝民间普遍流行的一种手法。此法经济简便，在李时珍《本草纲目》中也有详细记载。灯芯草是一种生长在潮湿山沟的植物，有一定地域性。

2. **施术方法** 用灯芯草 1~3 根蘸油烧灸。临床中根据不同的病况施术。轻病用 1 根，有兴奋作用；重病用多根或 1 束，有抑制作用。

3. **施术部位** 根据不同的疾病，可以广泛运用人体的穴位或部位。

4. **适应证** 农村常用此法治小儿惊风（灯草灸两脚心各 1 壮）、小儿夜哭不止（在患儿脐眼四周各烧灯火或灸炷 1 壮）、癫痫（灯草灸百会穴 3 壮）、睑腺炎（麦粒肿）（挑针后，灯火灸患者鼻尖 1 壮，即退火）、胃气痛（灯火烧心窝鸠尾处）（两旁各 1 壮，合谷 1 壮）等。

5. **注意事项** 在小儿灯火灸时用的灯芯草要搓细，蘸油少，火力轻。一般施术中，以患者能耐受为度，而小儿以肤热或肤红为度。

三、扑灰碗

1. **起源与习惯** 本法是巴渝民间农村中流传甚久的一种熨烫方法，其操作简单，理论依据是中医火灸原理，历史悠久，世代相传。

2. **施术方法** 用瓷碗 1 个，盛 1 平碗的 70℃ 左右的灶中炭

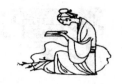

或火坑中的柴灰末，再用1条比碗宽大的湿毛巾，盖在碗上面，将碗口倒扑过来，包好碗口，把毛巾角打上结即为灰碗。令患者平卧，将碗置于患者腹部，医生持碗将患者从肚子上、下、左、右来回推动，几分钟到半小时不等。以患者病况和耐受为度。

3. 施术部位　腹、胸、背及四肢部位。

4. 适应证　妇女月经不调，经痛腹胀，两胁胀满，伤寒胃脘痛，两腰冷痛，背、胸心冷，腹泻肚胀等症。

5. 注意事项　盖灰碗时应将毛巾封盖，避免火灰烫伤皮肤，凡热证，肿块应慎用，外伤破口应禁用。

四、趟热敷

1. 起源与习惯　该方法属巴渝民间及四周少数民族，如土家族、苗族、彝族等常用的一种熨烫方法。

2. 施术方法　用热毛巾或黄土纸浸热水（注：也有部分民间医生用中草药汁如薄荷、穿心莲、苦参、滑石等煎水加热，浸汁在黄土纸或毛巾上）贴于患者一定部位即可。

3. 施术部位　常用于头额部，胸、腹、背部，关节处等。

4. 适应证　热敷头部：治发烧、头昏、头痛；热敷胸部：治咳喘、心悸；热敷腹部：治便结、腹胀痛；热敷背部：治脊椎骨痛；热敷关节：治寒湿关节冷痛、足转筋。

5. 注意事项　热毛巾或热黄土纸加热的温度要适度，不得太烫，避免伤皮肤，也不可太凉，太凉达不到治疗效果。凡外伤出血，伤口久不愈合时，在热敷时另选不同的穴位组合，避免副作用发生。

五、滚药包

1. 起源与习惯　本法属西南片区云、贵、川、藏各地民间医生在明清时常用的祛寒活络方法，其使用方法大致相同，而药物配方则有很大区别。

2. 施术方法　将一定配方的中草药在锅内炒热，然后用纱布或白布包扎后，外用滚擦患部。常见的中草药配方有：头部常用荆芥、薄荷、艾叶、石菖蒲、盐、姜，其配量一般为等量配伍。胸、腹、背部常用丝瓜络、五加皮、桑叶、枳实、香附、艾叶、盐、姜等。四肢部常用木瓜、伸筋草、老鹳草、桂枝、羌活、牛膝、乳香、冰片、艾叶、盐、姜等配伍。

3. 施术部位　主要是头、胸、腹、背部及四肢部。

4. 适应证　风寒头痛，胸腹胀满，小腹冷痛，腰酸麻痛，四肢关节冷痛，中风偏瘫，四肢麻木等症。

5. 注意事项　切记不要将药物炒焦、炒过度。包扎的布也不可太厚，在滚烫时应快慢手法结合，在痛处可以慢滚或拍打药包。切忌在外伤处滚药包。

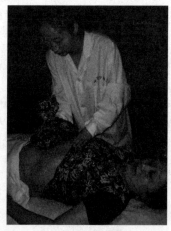

药包滚揉胃脘处

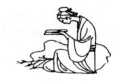

六、黄蜡灸

1. **起源及习惯** 历史上该法最早见于《肘后备急方》中"火灸蜡以灌疮中"的记载。而后世的《疡医大全》详述其法，《医宗金鉴》及《串雅外编》也有记载，并名之为"黄蜡灸"，流传巴渝民间至今。

2. **施术方法** 将黄蜡烤热熔化待用，先以面粉调和，用湿面团沿着疮疡肿根围成一圈，高出皮肤3厘米左右，圈外围布数层，防止烘肤，圈内放入上等蜡片约1厘米厚，随后将热蜡慢慢倒入，使皮肤有热痛感即可。

3. **施术部位** 疮疡肿毒患处及关节痛处。

4. **适应证** 疮疡肿毒，恶疮肿瘤，风寒湿痹，无名肿毒，痈疽，臁疮等。

5. **注意事项** 患者施灸处先有痒感，随后痛不可忍，即停止治疗。灸完可洒冷水少许于蜡上，冷却后揭去围布、面团及黄蜡。

七、火酒法

1. **起源及习惯** 火酒法也叫火攻法。其历史悠久，巴渝民间少数民族和四川道教常用此法。现在使用人数已很少，明清时期也只有少部分人能掌握此法。

2. **施术方法** 火酒法就是用药酒或酒精浸透草纸或毛巾，贴在皮肤患处，用棉花棒蘸药酒点火燃烧起焰，使热力透入治病的方法。当热度过高，患者热烫难忍时，可用手掌将火焰拍灭。此时一股热力直透骨骼内脏，达到渗透治疗作用。

3. **施术部位** 根据病情，在身体各部位及窍穴均可施术。

4. **适应证** 对一般常见病和疑难杂症均可辅助治疗或专科专用施术治疗。特别对寒湿之证、寒瘀之证有较好作用。

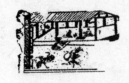
5. 注意事项　术者应掌握施术手法的技巧，太过会将皮肤损坏，太轻会致热力或药力不足，使渗透力不达内层，疗效较差。术后忌洗冷水和直接饮用冷水。避风寒之邪，忌生冷食品。

八、艾灸法

1. 起源及习惯　此法是中医最传统的方法之一。其历史悠久，常用方法沿用至今，而一部分艾灸方法在明清时期，只有少部分人运用。

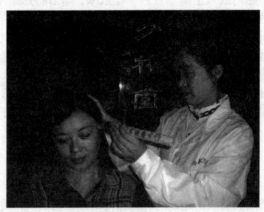

艾灸太阳穴

2. 施术方法　就是利用艾炷燃烧，在患者患处或某些穴位皮肤上进行火灸治病。临床上有直灸和隔灸两类。直灸就是将艾炷点燃直灸穴位或部位。而隔灸分别有隔姜灸、隔蒜灸、隔盐灸等。根据不同疾病，其临床隔灸配方可以由单方或复方组成。中医少林堂继承古人的隔灸配方是草乌、桂枝、石菖蒲、乳香、延胡索、冰片、

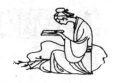

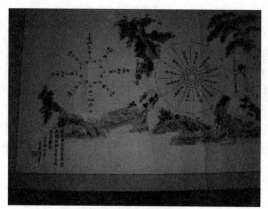

古代子午流注针灸图

姜等各3克。研末混匀，以蜜调成药饼，阴干后包上红纸备用。在施术时，贴于患处或穴位处，隔布压饼上灸烧即可。

3. 施术部位　根据病情，按中医经络穴位或部位，进行全身各部位施术。

4. 适应证　风湿麻木，瘫痪或寒湿，寒瘀之证及肿瘤，骨关节疼痛，痞块等。

5. 注意事项　术者应掌握艾灸基本操作技法，不可烫伤皮肤。以肤热和患者耐受为度，根据病情可深灸或久留，注意避免副作用即可。

第二节　火熨术的基本操作程序

火熨术是一项独特的治疗方法，既有民间传统的技艺，更有历史上众多医家的临证经验积累，是一套逐渐形成的较完整的治疗操作程序。这些程序为规范性治疗和准确性治疗奠定了基础，更为临床中常见病、疑难杂症的治疗和养生之术提供了方案。

第二章　火熨术的基础知识

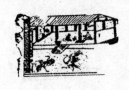

一、 火熨术的准备程序

火熨术施治前，应将毛巾和火熨棍或棒准备妥当，并将一定配方的药酒或敷料准备足。

特别提示，在初次施术中，应防止烫伤和意外火灾发生，避免火源靠近易燃物品，如大量酒精、汽油、煤油、液化气等附近。

初次接受治疗的患者，应在施术前有心理准备，术者应该明确告诉患者治疗的全过程和治疗中的痛感、热灼感及个别不良反应等。

对施术过程中的不良反应做好应急和减轻副作用的准备工作。

二、火熨术的诊断程序

凡是需火熨术的患者，常患外伤筋骨、内伤脏腑、慢性疾病和久治不愈之症。

1. 望诊

（1）望肤色：肤红有热毒，肤黑有血瘀；肤黄有湿热；肤白有气血虚；肤青有寒证、血瘀。肤疮毒，有火热之毒内淫；肤溃烂，有恶毒犯内或正气虚弱之征象。

（2）望形体：四肢关节屈伸无力者伤在骨或筋；外面肌肤肿胀者，伤在肌或骨，瘀在经络；身体形状变化有异，伤在关节或筋肌病变；形体偏瘫变形，伤在内中风，病变在形，痰湿内瘀气血运行受阻，四肢变形活动不利。

（3）望疼痛部位：痛在表，伤在肌，则皮下有异样红斑；痛在肌，伤在筋，则皮下有筋硬凸起；痛在筋，伤在骨，则皮下有触感深陷；痛在骨，伤在内脏，则痛点摸按有传导性痛；痛在腹部相关部位，伤在相关脏腑，则对称部分有浮肿或凹陷变异；痛在经脉，伤在经穴内脏，则沿经走向红肿或瘀斑；痛连片，伤面积大，则肤肿、

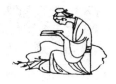

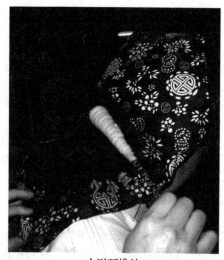

火熨颈椎处

热、微红等；痛连里，伤在里，则肤萎缩，皮松，骨变形。

2. 触诊　是用术者双手触摸患者伤痛处，以诊断疾病的一种方法，古人有摸骨捏筋之说。触诊在火熨术中也十分重要。

（1）触摸肤热与肤冷：肤热病有热，伤有痛；肤冷病有寒，伤有瘀。肤热在表易红肿，肤热在里，易高烧火毒；肤冷在表，易感冒，肤冷在里，易瘀血阻滞。

（2）触按肿块软与硬：肿块软，病在肌，痛在筋，易化脓积瘀；肿块硬，病在经，痛在骨，易热毒走窜；瘩软则正气盛邪气不旺，外邪难留；瘩硬则正气衰邪气强盛，外邪易入。

（3）触压患处隐痛与剧痛：隐痛伤在肌，病在气中，常为慢性，湿热、寒瘀相兼其中。剧痛伤在骨，病在血中，常为急性，热毒、挫伤、骨折常伴其中。隐痛长，则病势慢；隐痛短，则病势快；隐痛游走不定，则与风邪相关。剧痛长，则内伤重；剧痛短，则病根浅；剧痛多变，则为疑难杂症。

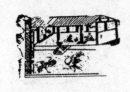
3. 问诊　问诊是传统民间火熨术的必用之法，根据火熨术的特征，其问诊的方式和传统民间问诊有很大区别，主要有以下三种问诊之法。

（1）问旧伤与新伤：旧伤深浅知痛点，旧伤深部在骨、在脏腑，旧伤浅部在肌、在筋。旧伤随气候变化而痛，冬季痛连骨与寒湿相关，夏季痛连肌与暑热相关。新伤病在骨则疼痛难忍，邪在肌，则经络走窜或隐痛；伤在肤，则瘀血红肿。

（2）问正治与误治：正治初伤是否正确，手术是否到位，内服疗养是否有利，生活习惯或工作与正治的配合，心理情志与正治的潜在关系等。误治小伤引起大伤，常见病误治转为疑难病，病在表皮不治形成内脏病。内服药物误治伤及脏腑，外用手法误治伤及筋骨，饮食误食伤及肠胃，引起病变恶化。

（3）问变化与固定：初病常变，时痛时恶，乃正气虚弱，恶邪狂逆；久病常变，痛则更痛，病势险恶，预后不良。皮毛之病，常变走于经络；肌肉之病，常变走于经脉；骨骼之病，常变走于内脏；脏腑之病，常变导致虚弱。痛点固定，多为瘀血内结。病势固定，多为瘀血内结，就是邪正相持。病种固定，不是定性就是常病在此。

三、火熨术的辨病程序

火熨术的辨病程序，除首诊辨病辨证施治外，更重要的是辨证治疗过程中疾病的各种变化，有利于施术者尽快掌握、分析、研究病情的发展，更有利于临床施术。

1. 辨气与色　人体患病，气与色的改变在人体肤色上有很明显的变化，特别是人体面部、眼部的细微变化，是人体内脏疾病的外在表现。

（1）呼气和汗气：正常一呼一吸，是人体最基本的吐纳之术，

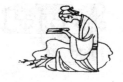

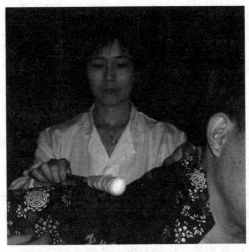

火熨肩部

人一旦外感风邪，内生痰湿，则首犯肺部，呼吸或粗，或短，或急，或慢。出粗气，伴胸闷者，多为心肺有实热；出短气善叹息，心累者，多为心气亏虚；出急气，胸痛者，多为心肺有急重病；出慢气，伴胸紧者，多为心脾气血两亏。汗出的多少与内脏相关，汗气的热冷与内脏相联。盗汗多见肺肾阳虚；头汗者多是心肺热盛或脾胃湿热，偶见于元气将脱证；下身汗者，多是痰瘀结于经脉，气血运行不畅；手足汗者，多见阴虚潮热或湿热蕴结脾胃，还有肠胃热盛证者。汗气热，则肺脾湿热太过；汗气冷，则心肺阳气亏虚。汗气油，则心肾阴亏将亡。

（2）面色和肤色：面色红润、苍白、晦暗、黄紫等各色决定于内脏的疾病。红润为气血充盈，苍白为气血两虚，晦暗为内脏精气已衰，黄为肝胆湿热偏盛，红紫为血热，热毒。皮肤有瘀青，多为气滞血瘀。皮肤水肿，多为膀胱和肾脏功能失调。皮肤油汗，多为心肾血亏。

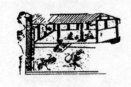

（3）正气和病色：凡正气足者，声音高亢有力，面色红润有光泽，眼有神。而邪气入表者，首伤肺卫，正气受损，面色少荣，疲乏困倦。邪气入里者，正气亏虚，面色晦暗失荣。气与音相同，音与力相联，呼吸之气发音高低强弱、深沉、广泛，对不同年龄、不同环境、不同体质之人的内在测定是极强的依据。人所患病，其色有变，病色乃肤色，肤色重看面色。面黑多肾亏，面黄多湿，面白多虚，面赤多热，面青多瘀。面色随病变，随季节变，随人体生长而变。肤色之象，是人体内在的客观表现，通过气色诊断，可知脏腑情况。

2. 辨痛与痒　凡人体生病，多有痛或痒之症，表面不同的部位、性质的痛痒，反映出内在不同脏腑及经脉间的关系。

（1）剧痛与隐痛：人体突然出现剧痛，多因骨折、脏腑内伤出血或突发急重病。根据不同的剧痛点或部位，可辨识出不同病变脏腑的定位及相关疾病的发生。隐痛多深联内脏，与呼吸气息相关，多为内伤气滞；与面色苍白相关，多为内瘀血阻。

（2）瘙痒与奇痒：瘙痒常与湿热、血热相关，奇痒常与虫毒恶血相联。痒在表，则肺脾有热；痒在里，则血瘀生风。夜晚生瘙痒，多为血热生风；白天有奇痒，多为病毒恶邪犯筋骨。长久之痒，多为风邪聚留；短暂生痒，多为虫毒所伤。头奇痒易生头皮屑，身痒易生疮毒，手足奇痒易生湿毒，窍穴瘙痒易生虫毒。红肿痒易化脓，干裂痒易伤津败血。

（3）走痛与痒痛：游走性风湿，善行多变，痛点、痛处游走不定，皮毛游走而痛与肺相关，肌肉经脉游走疼痛与心脾相关，骨骼内脏游走疼痛与肝肾相关。痒因于风邪，痛因于寒瘀，痒在皮毛多因血热湿毒，痒痛相兼，多与湿热、火毒相关。痒为主，痛为辅，是气虚生风之症。痛为主，痒为辅，是血虚生寒瘀之症。既痒又痛，是气血两亏之症，寒热相兼，易生疑难杂症。

3. 辨阴与阳　自古中医理论重视阴阳调节，两者互为补充，互为转化，阴极必生阳，阳极必转阴，两者互为相克，互为融通。

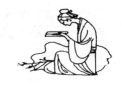

其消长规律体现在人体内的生理病理变化及自然界的气候变化中。

（1）阴虚且寒：在临床中我们常遇见阴虚火旺，或阴虚阳亢之证的患者，反过来也有相当一部分患者阴虚寒盛，阴虚兼湿毒，阴寒冷骨，关节痹痛。寒证分为骨寒、脏寒、四肢冷寒。骨寒者，关节骨痛如冰；脏寒者，身冷畏寒；四肢冷寒者，关节酸软无力。

（2）阳热兼毒：阳亢太过生内热，心烦意乱，便结尿黄。阳热兼火毒，毒在表，疮毒溃烂，湿疹癣疥；阳毒在肌，红肿痞结，隐痛窜经；阳毒在骨，髓精空虚，乏力剧痛；阴极阳浮于外，多为虚阳之象。阳盛火毒，耗气伤津，损伤脏气，则心烦意乱，神志恍惚，失魂落魄。阳邪易走窜，阳毒易恶变。阳极转阴，多见肢厥、息微、脉微欲绝等虚寒症候，是为真热假寒证。

（3）阴阳相合：人体内阴阳相生相制，阴阳相合，则身体气血充盈，脏腑功能健全，筋骨经络畅通，皮毛肺胃康健，自身抗邪能力较强，有利于养精气神。

四、火熨术的温熨程序

温熨是由艾熨演变而来。艾灸的温熨法，是用艾火的缓慢加热，来回上下游动慢熨、隔熨、远熨，从而产生温热传经的作用。温熨之法对虚弱之体、慢性病有扶正祛邪、恢复元气、保健强身的作用。温熨让气行有力、让血液丰盈、让经络舒畅、让经脉强健，排瘀散寒，内外温通。

1. 慢熨　临床中分为手法缓慢、火力减半、慢压兼用的具体施

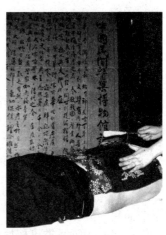

火熨背脊部

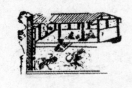
术方案。熨烫缓慢，一次施术可在半小时到 2 小时，对特殊疾病根据需要还可用更长时间。慢熨不易烫伤皮、毛、筋、骨，慢熨应掌握患者呼吸，经脉循行规律，使熨烫有节奏感。慢熨在杀虫灭菌过程中，可持久地反复施术于某个重点部位或穴位，达到由表及里的目的。

（1）手法缓慢：温熨时术者手持火熨棒或火灸条，在距施熨部位或穴位有一定距离的地方，手法缓慢旋转或上下移动，以患者只感到肤温有热即可，不可猛热灼伤，或长久不温。缓慢要点，重在持续温热或渐变升温的过程。欲缓可用热温距离拉开些，欲慢可把速度放缓。温在皮，重在络，熨在肌，暖脏腑，热传经脉，脏气通。

（2）火力减半：根据不同的疾病和经络的传导刺激敏感度，适度地调节火熨棒的火势或灸条的大小粗细。凡慢熨之法，火力减半，燃烧度和燃烧艾火，药酒之火在常规操作中减量、减半施术，保证药物之力、药物之热缓慢，渐达缓火渐温，缓热通经之效。

（3）慢压兼用：慢熨之法在治疗疑难杂症时，慢熨热灸，配合指压、掌压、叠压、拳压、肘压之术，使慢熨温经络之表，再加点压掐之巧，贯力、贯热、贯药效于经脉通道，达到调理内外，沟通经脉与脏腑的效果。

2. 隔熨　是在火熨过程，用一定的物品或配方药物制成隔离物，置于皮肤与火熨器材之间，使火熨之热，透过隔离物如姜片、蒜片等到达火熨部位或穴位，以缓减火熨之热的烫灼感和传导火熨之热的透药性。隔离物的厚度，将决定火熨的热度。隔热用的不同药物和物品，是对经络的治疗养生传导的定性。

（1）鲜品隔熨：植物的新鲜隔熨主要在于取汁捣液。鲜品随季节而用，姜、大蒜、艾叶、鲜花、鲜草、鲜果、鲜菜都可以作为隔熨之品。鲜品类可按性质划分为祛寒散表、散寒消肿、活血化瘀、开窍宁神等。鲜品植物隔熨，温熨有方，烫伤可防，按时

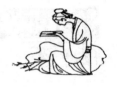

令治疗疾病，效果最佳。

（2）物品隔熨：根据不同的年龄或不同的疾病选用不同的物品进行隔熨，这些物品主要包括纸张、粗布、毛巾、绸缎、绒棉等。常规做法是物品一定要用热水或冷水或一定中药配方的药汁浸后，放置在应火熨的部位或穴位上使用。物品的隔熨厚度和水浸的湿度应适度，不可太湿，也不可太干，以火熨后，可拧出水即可。

（3）药包隔熨：将一定的中药配方加工炒热后，用纱布或土布包扎，趁热隔熨患部。隔熨药包的方法，可以旋转慢熨，也可来回抖动快熨，根据病况，也可实施压熨之术。中药配方，主要有活血化瘀，散寒解表之类。部分加入导热的碎石或吸热辅料如花椒、果豆等物品。

3. 远熨　主要是针对患病部位，远离痛点或病变部位，熨烫与之对称或关联的穴位，达到温通远端，治疗近端病变的原理。将中医经络由气血流注贯穿的表里关系，在远熨的施术中充分地发挥出来。经脉有起始之点，穴位有单穴，双位对称之妙，上下、左右、里外有联系之机。远熨是辨证配穴、辨病用熨，是中医整体观和辨证论治理论在临床治疗过程中的灵活体现。

（1）远端取穴：临床中凡是患部溃烂或新伤初损，流血未止，夹有虚寒之症，需远熨与患处相关穴位。扶正祛邪在于辨证配穴，远熨疗伤。新旧存伤、外伤寒热夹杂，都属远熨首选。患处痛点贴敷，远处部位、穴位火熨，是常规火熨术的临床运用。

（2）对称取穴：人体患病，特别是筋骨之患，往往会出现对称现象，即左腿、左肩疾患也影响右腿、右肩。所以，肩腿关节的病痛适用于对称取穴热熨的方式治疗。即远熨患部的对称部位或穴位，促进经脉自身生理功能的恢复，以达到扶正、康复、养生、调补的目的。

（3）表里取穴：人体内脏患病其深难透，药物有所不及。然而经脉相关联，内外相通，这有利于火熨术贯穿里外融通调节。内脏患疑难杂症，可远端选浅表穴位、部位进行调节，对久病未愈、久

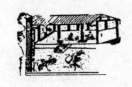

伤未合、久痛未止的患者，使用外熨调经、外熨扶正祛邪，通过火熨、温灸、温熨，使里外气血融通，有利于脏腑功能恢复。

五、 火熨术的猛熨程序

火熨术的猛熨是关键核心技术，因借火熨之力，透药、透气、入筋、入骨、入脏，达到快熨、灼熨、直熨治病疗伤的目的，对临床中各种发病突然、危急疼痛之症，能起到缓解疼痛的作用，可快速将药性及热能传递至经脉脏腑。

1. 快熨 火熨术的基本特征是用火势作基础，借火势的快速燃烧和加热渗透作用，达到镇痛目的。正常火势燃烧呈上升状态，而术者手掌压力作用于人体肌肤呈下压状态，在压力和火力的快速作用下，热能瞬间透皮穿肌入骨，达到治疗目的。

（1）火势迅猛：一般施术时，欲将火势扩大需做一些准备工作，即在火熨布上蘸些药酒，或将火熨棒两支并联使用。借火势迅速升腾之机及猛烈的按压之力，将火苗、火势迅速压入肌骨，达到借热、闷热、压热而传输药物精微的目的。瞬间的热灼、热烫入内，患者有疼痛突然减轻之感，特别是已辨明寒邪之证者，顿感轻松自如。

（2）掌力到穴：借火势燃烧之猛，在迅速按压之时将热力由穴转经入里，掌力的准确按压及火熨棒的选择叠压，都应将力度和热度落在穴位上，特别是临床中的压痛点即阿是穴，是主要的按压镇痛穴位之一。穴位的按压掌力、指力分为持久用力、瞬间猛力、间断用力等多种不同的方式。其呈节奏感发力，对传经、循经的内在疾病有帮助。

（3）熨压传力：在快速熨烫的一瞬间，掌力落在患部，在紧贴之时，应快速透力，即术者手掌部，呈多角度方向用力。可旋转用力，也可斜边发力，更可微压移动使力。传力移动的轻重，应根据不同的部位和病变的状况而定，不可随意在胸胁部使用，防止用力

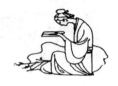

太过产生损伤。

2. 灼烫　在古代有灼灸、灼印方法，而火熨术的灼熨，是使热透皮、穿肌、灼烫入里。即烫在皮，灼热在里。其核心技法是不伤皮，不伤肉，而灼烫入骨、入脏。热效、热力的外部运用，灼烫的直接作用和间接的热辐射作用，都将对人体的功能改变产生影响，从而达到治疗目的。

（1）灼热快猛：当患者已感到患部有热灼感时，应迅速地按压在患部，将表面之火熄灭，贯热力入里、透皮入骨。其操作之势，要快速果断，有节奏、有力度，协调专一。做到力到位、热到点，才能达到穴传经、经传脏的治疗目的。整个手法操作，应有序、有层次、有目的，不可乱中出错，灼伤皮肤。

（2）灼久传里：文火慢熨或隔熨布移动，都能减轻皮肤的灼热感。灼久传里的技法，是在患者未感到灼热时，就不断地一次次反复将火按压，传热，用逐渐的循环方式，持久地灼热，步步递增传导的使用技巧，以达到透皮、透肌、透骨、透脏的目的。

（3）灼疼镇痛：火熨术的快熨之法，使表面皮肤或患部有灼疼感，并有震撼心脑的作用。可以迅速地刺激全身血脉，用灼疼之点，达到缓解内脏疾病疼痛的效果。即以热止痛，以灼疼镇痛的快速施术方式。用于短疼止长痛，活血化瘀，消痞散结。

3. 直熨　在古代少数民族的地区，治疗寒痹证时，有医者将药酒点燃后，直接涂抹患部即热酒疗法。而火熨术的直熨方式，在此基础上采用不同的操作技巧，构成火熨术直熨的特征。由不同的临床配方，到不同热度运用和推拿点按操作，其技法独特。

（1）酒热肌肤：将一定配方的药酒，用火点燃，然后术者迅速擦抹患处，酒的燃烧之力和快速擦抹结合，对人体表面肌肤感受风寒湿邪有直接的治疗作用。酒在肌肤上，不可烧得太久，应迅速擦揉或拍打按摩。须注意防止意外烫伤，一般小儿禁用。

（2）快速火熨：不用火熨布或隔肤之品，将火熨棒直接快速热熨患部，并迅速地拍打按压患部或穴位，起到康复治疗目的。直接

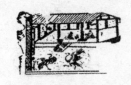
的药酒火熨，应有针对性，如寒冷之证和肌肤麻木萎缩之证。在快速的火熨之中，配合快速有力的抓拿点按之术，将热力迅速扩散和集中在经脉处。

（3）烫熨有度：直接烫熨或拍打火熨，应掌握热力有度和传力适度。热力在燃烧的火势中，可以调节火的大小。传力在按摩拍打抓拿中，应掌握力度适当的技巧。在不同的人体关节和部位施术中，特别是窍穴或敏感之处，应辨证施术，对症施法，合理熨烫。

六、 火熨术的辅助程序

火熨术的辅助程序，主要是指配合火熨术的技法所需要具备的辅助材料，在某些治疗中或疗伤镇痛中辅助材料因热效可由辅助演变成主药，而是否演变成主药关键在于辅助的中药配方和酒料的药性发挥程度。

1. 涂汁　火熨术的第一步，就是涂抹一定配方的鲜汁或药酒及药水等，为患部、穴位的表面有药物的热效应做前期准备。临床中根据不同的疾病，选择不同的新鲜蔬菜、水果、中药单验方、药酒和水剂等，凡应涂抹的部分，面积可大点，涂抹药物配方应有相当的渗透性，特别是加热后，可趁热效应发挥作用的药物。

（1）鲜汁涂抹：鲜汁涂抹是将顺季节的蔬菜、水果或鲜草药或适应疾病需求的反季节蔬菜、水果捣烂取汁，涂抹在患部。新鲜蔬菜、水果或鲜草药取汁后应立即涂抹，应特别重视保存植物新鲜时的最佳效能。部分新鲜植物的根、果缺少水分，可以用蛋清或凉水调敷后取汁使用。

（2）药酒涂液：药酒涂液是将一定配方中药，如活血化瘀类、软坚散结类、行气补血类、镇痛安神类等，根据不同的疾病选择不同的配伍，用白酒浸泡提取后的药酒，在施火熨术前涂抹患处。药酒的浸泡时间，取决于药物的充分释放或溶解，一般情况，药物浸泡时间不得低于3个月，时间越长，在封闭效果好的前提下，酒的

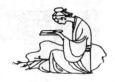

浸泡效果就越佳。

（3）中药汤剂：中药汤剂是将不同的中药配方煎水后，趁热或冷却后使用。常见中药配方有散寒解毒、润肤健肤、行气活血之品等。中药的煎熬时间不可太长，无论是文火或武火煎煮，应掌握不同药物煎煮的不同火候。最佳中药外用煎熬剂，是香味浓烈之时和药汁煎浓时取汁的药液。

2. 敷药　将一定配方的中药或植物捣汁或研末，调敷于一定部位的方法。敷药之法，在古代先民中，就有用泥敷之说，常用于外伤红肿之症。临床中敷药疗法较为普遍，主要在骨伤科运用。敷药配合火熨之术，其药效发挥更加迅速，疗效也更加显著。

（1）水调药敷：水调药敷是将一定配方的药物研末调敷。应趁水汽尚未挥发之时，立即进行火熨热疗。对肤燥、骨瘦之体和严重功能缺陷者有一定帮助。药敷调水遇热干燥后，也可收集后多次使用，但保存时间不宜太长。一般骨折外伤后遗症，在敷贴后，可以不取敷药，直接包扎固定。新伤之症，应慎用或禁用火熨之术。

（2）新鲜捣敷：新鲜捣敷是将一定配方的新鲜草药和新鲜蔬菜水果捣烂后，调和黏稠物敷贴患部的一种方法。将药物敷贴后火熨患部，将新鲜之品的清香之味，借热效力渗透入里，起到康复美体、养颜、疗伤的目的，新鲜之品应捣烂后立即使用，不可放置太久，如用冰箱保存应解冻后，查看保质状况，无变质才能再次使用。

（3）其他调敷：在临床运用中，除根据不同的疾病选用不同配方外，也可选用不同辅料。如寒痹之证，配方多为散寒解表之剂，辅料多有刺激，如姜汁、辣椒液等。护肤养颜健身，配方中多为润肤滋补品，辅料常有蜂蜜、蛋清等。外伤骨折，配方多有镇痛、续骨、止血之品，辅料更有酒、麻油、蜡、凡士林等。

3. 贴药　古代民间传统的中医药外贴之法。其运用广泛，外贴

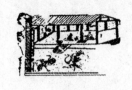
的种类也较丰富，膏药分外伤、疮毒、骨折等类型。在内病外治中，痈肿、痞结、包块等的针对性贴药种类齐全。贴药的基本原理是将外贴药物渗透经络，传至经脉内脏，达到养生治疗目的。

（1）膏药直贴：膏药直贴是应用传统的黑膏药贴于皮肤上，用于治疗疾病的一种方法。传统的黑膏药历史悠久，主要原料为桐油、植物油、铅熬制而成。可根据膏药的种类配制不同的配方，达到不同的治疗效果。火熨术后，直贴一张传统膏药，其药效发挥快，疗效显著。也可将火化膏药直贴后用火熨术在其表熨烫，可达到软坚散结，延长治疗时间，增强疗效的目的。

（2）伤药敷贴：伤药敷贴是将治疗外伤的药物研细调制，敷于伤处的一种治疗方法。临床中用于治疗外伤红肿、外伤骨折、外伤流血等。可根据病势发展，调敷相应的配方，直接敷贴患处。用药物的外用药效加热效，治疗各种伤筋动骨之症和疮疡肿痛之症。伤药敷贴加火熨术应小心使用。除寒痹夹湿外，其他出血、伤口不愈应禁止火熨。

（3）内病外贴：内病外贴是在临床中正常的火熨术施术后，贴敷一定的外用药。对于严重的内脏疾病和内脏瘀阻，能起到活血化瘀，行气开窍的作用。热效的作用和外用敷贴是外用药敷贴的主要方式之一。

七、 火熨术的综合程序

在临床中火熨术可作为一种独立的治疗方法，但是当患者有多种疾病时，则应根据病势发展运用综合性治疗方法。综合各种传统的治疗方法，方可使患者康复。除常见的内服中膏药、丹、丸、散、

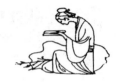

汤剂外，比较普遍的针刺、拔罐、推拿、刮痧等作为综合施术方案备选。

1. 针刺　针刺是古老传统的一种治疗方法。在治疗人体疾病中，有独到的治疗效果。传承的针刺术，如历史上的九针之法，临床中常用长针和短针施术。三棱针、梅花针的运用，多为民间医生施术。在中国，针刺术的绝活有所失传，只有少部分人继承、传承，更多的是大专院校作为科研的手段，而缺乏普及乡村的实践运用措施。火熨术与针刺术的综合治疗，将有利于针刺术的传承，更有利于提高疗效。

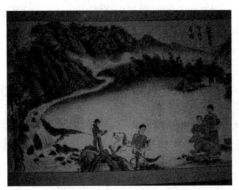

民间兽医以针刺法为牲口疗病

（1）银针：传统银针是以中医经络理论为纲，辨证施术，对症施针配穴。无论是对内脏疾病还是四肢伤筋动骨、风寒湿痹，均有治疗作用。火熨术与银针治疗综合辨证施术，常规是先针后熨，有利于火熨术的热效力传导。若先熨后针，有利于人体内补泻调理，寒热虚实错杂时的治疗。

（2）刺血：古老的刺血术对于急症、危症、痛症有立竿见影之功。瘀者而痛，痛且必瘀。刺血术可直接刺穴排血，化瘀消结。一

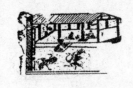

般常规施术是先刺血后火熨，即排恶血而泻，火熨热效力为补，先泻后补，有利于久病、重病康复。反之，先熨后刺，对于寒凝瘀结之证，先软坚散结，后刺血泻毒，有利于危症、难症的康复治疗。刺血与火熨联用。刺血在穴、在点、在人体远端末梢，火熨在面、在部位、在经脉、在人体各个关节。两者综合施术，即补泻有方，可使治愈率提高。

（3）耳针：耳针是在耳窍上施术，通过点、按、掐、压刺激耳穴，达到调理内脏功能目的的一种治疗方法。人体的眼、耳、鼻、舌、阴窍，因其特殊的生理功能，构成特殊的内在联系器官。耳针运用，以微搏大，以小见大。火熨与耳针的联用综合施术是动静合一的方式，是面与点的配合运用，更有利于康复治疗。

2.拔罐　民间的拔罐术有很长的历史，各种拔罐方式大同小异，而与针灸联用、刮痧联用较为普遍。拔罐原理是通过负压，将罐拔吸在患部，使患部体表寒气或有毒物质，经过拔吸力往外出，达到治病疗伤目的。拔罐与火熨正好形成两个相反的原理，拔罐外泄，火熨热效力入里，一进一出，相互调节。

（1）火罐：民间的火罐法，是将投火、闪火放置罐中，然后拔吸。拔吸的部位，应根据疾病的治疗效果而定。先罐后熨，是散寒、散结、镇痛；先熨后罐，是泻热解表、活血安神。综合辨证施治，火罐火熨联用，相互交叉使用，对腹部寒凝、妇科疾病、胸闷不适有一定疗效。

（2）走罐：走罐是将火罐、水罐或穴位吸引器，来回行走于患部或肩背部的一种治疗方法。所走罐之处，红斑赤色泛起。民间称此法为火罐刮痧，对于寒痹证、重感冒尤为见效。走罐在前，祛寒、散寒、活络，火熨在后，热效药效入脉、入脏。走罐火熨之后，切忌淋浴，不可饮冰凉之水。

3.刮痧　刮痧是用牛角片或硬币蘸麻油，快速刮擦一定部位或穴位的一种治疗方法。临床中分为揪痧、扯痧、刺痧、刮痧。而刮

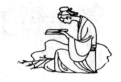

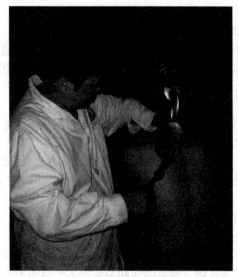

火熨拔吸肩部

痧最普遍，以患部或肩胛之处刮紫、紫黑为度。如遇急症，少部分可放血、挤血。一般情况，刮痧之后，即可火熨或直熨，让皮毛经络活血散寒、解表除湿，更有利于治疗疾病。

4. 推拿　在中医药外治法中，推拿有十分重要的作用，其原理与针灸相似，而手法有推、拿、点、按、掐、摇、拍打、牵引等。既可保健养生，又可治疗疾病。火熨术中将推拿融入其中，无论是火熨术之前或火熨术之后，都与推拿联用，而火熨术的按压、点压、叠压完全受推拿的影响。从手力到热力的辨证施术，在临床中互为君臣关系，相得益彰，疗效明显。

（1）经推：十四经脉推拿术，是将人体的经络穴位，通过推拿点按之术，达到以指带针、以掌行气的目的，将诸内疾病，用外部穴位之法改善其内在功能变化。经脉推拿与火熨术综合运用，疏通经脉在于活血行气，沟通内外脏腑；火熨术热效之力，在于热透筋

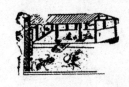

骨、散寒散瘀，两相结气，能增强疗效。

（2）整骨：中医整骨术，年代久远，源远流长。主要对各种骨折错位、跌打损伤实施整复之法。整骨可调经、舒筋，整骨可整气活血。整骨疗伤与火熨治疗综合施术，火熨在前，舒缓筋脉，散寒避邪；整骨在后，复位校正，固筋健骨。两者互为补充，有利于疗效提高。

（3）舒筋：民间盛行舒筋之术，最早多由有手艺的理发匠等拿捏筋脉，以缓解疲乏，提神醒脑。中医舒筋主要在于几个部位，肩井、肩胛、手臂内侧、足大腿内侧、腰肌等处。经脉重在弹拨、掐揉，而火熨术重在传经活血行气。两者合用，散寒之功特强。

八、火熨术的善后程序

善后程序主要是指火熨术的最后一道程序，该程序分为护伤、防烫、禁忌等步骤。善后防止和避免施术太过而发生的烫伤或疗效不到位而贴敷药物。对于术后注意和禁忌也应引起重视，以防止第二次伤害，加快治愈过程，缩短治疗时间。

1．护伤　在临床中一些跌打损伤和疮疡溃烂等病症，在治疗后，应妥善护理，特别是骨折外伤、骨折内伤除配合内服药外，更重要的是火熨术的善后护理，即古人讲三分治疗七分养，就是强调康复养生的重要性。

（1）外伤止血：临床中所遇各种外伤流血，在火熨对其内脏或其他疾病施术后，应对外伤出血采取止血措施。如用三棱针、梅花针叩打后出血，火熨后继续流血者，应做止血处理，适度包扎或用胶布贴伤处处理。

（2）疮疡排毒：对于瘀块疮疡，红肿瘀阻，火熨活血行气后，三棱针点刺排毒，恶血流尽或逐渐排泄。皮肤肌肉的疮痛肿毒、溃烂脓血，尽可能用火罐拔吸，敷贴生肌祛毒膏药。若遇虫蛇咬伤，

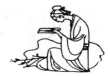

针刺放血、拔罐吸血后，应敷贴解毒散瘀、清热散寒败毒膏药。对于深部痞块内痛等症，可多次拔罐、火熨消肿散结。

（3）内伤固定：凡骨折错位及关节意外损伤，经过火熨术和内服药调理，外伤内损应固定包扎，细心调养，静态卧床或少动。固定之法，根据不同部位和内伤骨折或内脏损伤性质采取不同的方式，如纸夹、竹夹、木夹、绷带缠缚。固定伤残的时间一般至少半月，时间不可太短。

2. 防烫　初学火熨术或火势过猛时，易烫伤患者皮肤，引起灼热剧痛和皮肤烧伤，一旦发生，应做好烫伤的救护工作。避免因烫伤产生皮肤溃烂或瘢痕等。烫伤的预防，应在术前做好准备，初诊的患者一般不宜过分火熨，应留有余地，逐渐加大火熨的效力和火势。

（1）肤热红烫：临床中，如果发现对火熨特别敏感者即出现皮肤发热，呈红斑状或烫热发烧，应立即进行清热解毒、凉血消肿处理，由外用药酒改为败火退烧药液涂抹。术后擦抹润肤健皮的油类物品，防止烫伤扩散。

（2）灼痛皮伤：火熨术的烫热目的，是将热效力透皮、穿骨、入里，而在治疗施术中，往往易出现热灼烫痛，使肌肤表面灼痛，而热未能入里，造成表面肌肤烧伤。如果发生灼痛皮伤，可涂抹烧伤膏或蛋清、麻油，降低皮肤的灼痛感，有利于皮肤的康复。

（3）凉热适度：火熨术的具体实践中，应先充分掌握凉热的物理变化原理。热使毛孔开放，凉使毛孔收缩。两者适度运用，用凉的原理解除热灼的痛感，有利于对皮肤灼烫伤的保护。

3. 禁忌　火熨术的禁忌主要在饮食和沐浴上，在治疗前期也特别注意禁忌房事，主要目标是让人体的正气康复，有利于祛邪祛寒，加快疾病向康复转化，达到有效的防治结合、治疗各种疑难杂症的目的。

（1）水禁冷凉：凡火熨施术后，一般情况下禁止患部沾冰凉之

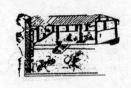

中国民间医学丛书

水和马上沐浴，这样容易出现寒湿循经入里。热水或适度的酒浴，在施术后两小时以上可以使用。应避免淋雨和过分吹寒风，如在空调房中施术更应注意在火熨后将温度降低。

（2）食疗忌寒：火熨施术后，一般情况下应忌食寒凉之品和冰水凉食，特别是寒痹痛证患者，可食姜汤红糖水，适量辛温解表，更有利于恢复健康。部分配合针刺放血患者，应禁食辛辣燥热之品和肥腻之食。

（3）房事暂缓：凡火熨后，无论男女，均应暂缓房事，注意养精蓄气、调息肾元真气、固摄元阳，有利于祛邪强身，康复健身。肾亏者，用火熨大补肾气之法，一般施术3次就有性冲动，应嘱患者尽量控制，固肾强腰、填补肾精，快速恢复健康。

第三节 火熨术的常用工具

表2-1 火熨术的常用工具

名称	规格及材质	组成	使用方法	功效
火熨棒	松木及纯棉制成，总长21厘米	由手持柄和火熨棉组成	术者将火熨棉蘸药酒，点燃即可在患部反复滚动	散寒活血，热力渗透由表入里，扶正祛邪
火熨布	土制棉布或纯棉方巾。长1米宽21厘米用于身躯部位。见方27厘米，用于头部及四肢	四周为土花布，中间为棉毛巾	一般贴在患部，其上火熨棒浸药酒燃烧	隔火传热传药性，活血导热、护肤活络
药片纸	竹制土纸，颜色泛黄。长21厘米宽9厘米	土纸和中药粉	直接贴于皮肤或痛处	镇痛活血、散寒消炎、追风祛湿

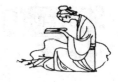

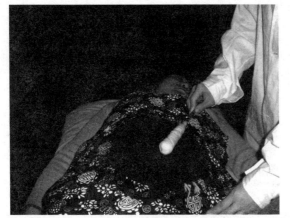

火熨腹部

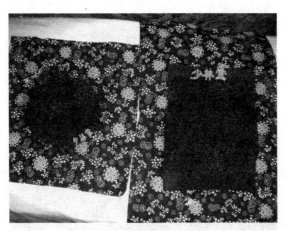

火熨布

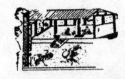

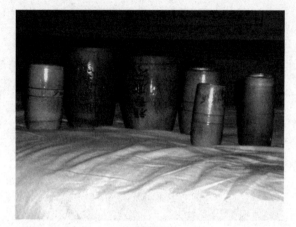

火熨罐

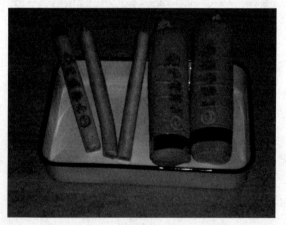

艾条

中国民间火熨术

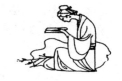

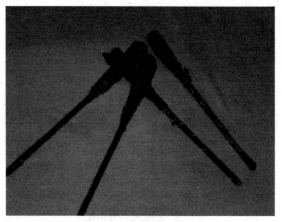

火熨棒

第四节 火熨术的常用组方及辅料

一、常用组方

表 2-2 火熨术的常用组方

名称	配方	使用方法	主治
外用秘方酒1号	川芎12克，丹参12克，天麻20克，首乌20克，凤仙花20克，川椒20克，川乌12克，茉莉花根20克，细辛6克，樟脑6克	将上述药物用2.5千克，50度以上粮食白酒浸泡3个月后使用	脑中风、脑瘫、头痛、头眩、失眠多梦、脑外伤等
外用秘方酒2号	骨碎补12克，乳香12克，没药12克，木香12克，茴香12克，川乌12克，延胡素12克，草乌12克，当归12克，红花6克，桃仁6克，大黄16克，巴豆6克，冰片6克	将上述药物用2.5千克，50度以上粮食白酒浸泡3个月后使用	胸背疼痛、颈腰椎骨痛、胸闷、腹胀、胃胀腹泻、胁痛、心悸、胸闷等

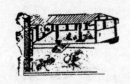

中国民间医学丛书

续表

名称	配方	使用方法	主治
外用秘方酒3号	熊掌12克,乌梢蛇12克,猴骨12克,蛤蚧2只,海马12克,海龙12克,脆蛇20克,土鳖虫12克,姜黄12克,山楂12克,鸡血藤12克,黄连12克,水蛭12克,薄荷叶60克,蜈蚣12克,冰片10克,丝瓜络60克,桑根60克	将上述药物用2.5千克,50度以上粮食白酒浸泡3个月后使用	四肢关节疼痛、跌打损伤、红肿痛结、久瘀久伤、各种不明原因的疼痛及疑难杂症等

二、常用辅料

表2-3 火熨术的常用辅料

名称	用量/千克	材质
粮食白酒	1	50度以上粮食白酒
酒精	0.25	70%以上
麻油	1	三级以上
蜂蜜	1	食品级
姜	0.25	生姜
蒜	0.25	生蒜
盐	0.1	无碘盐

中国民间火熨术

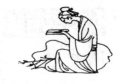

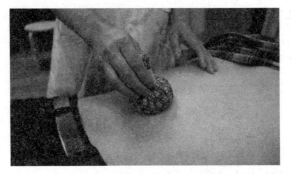

药包滚熨腰部

第五节 火熨术的人体穴位及部位

一、十四经脉

(一) 手太阴肺经

起于中府止于少商。

手太阴肺经歌诀

一手太阴是肺经,起于中府少商停。

胸肺疾患咳嗽喘,循行发热喉咙病。

(二) 手阳明大肠经

起于商阳止于迎香。

手阳明大肠经歌诀

二手阳明属大肠,起于商阳止迎香。

头面眼鼻口齿喉,腹痛泄秘热病良。

（三）足阳明胃经

起于承泣止于厉兑。

足阳明胃经歌诀

三足阳明是胃经，起于承泣厉兑停。

治同大肠兼神志，身前诸疾得安宁。

（四）足太阴脾经

起于隐白止于大包。

足太阴脾经歌诀

四足太阴是脾经，起于隐白大包终。

脾胃肠腹泌尿好，兼治生殖及舌病。

（五）手少阴心经

起于极泉止于少冲。

手少阴心经歌诀

五手少阴是心经，起于极泉止少冲。

心胸疾患神志病，烦热悸汗皆可用。

（六）手太阳小肠经

起于少泽止于听宫。

手太阳小肠经歌诀

六小肠经手太阳，少泽听宫起止详。

头项耳目热神志，少泽通乳经验方。

（七）足太阳膀胱经

起于晴明止于至阴。

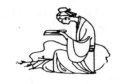

足太阳膀胱经歌诀

> 七足太阳膀胱经，起于睛明至阴终。
> 头眼喉项背与腰，热病神志身后凭。

（八）足少阴肾经

起于涌泉止于俞府。

足少阴肾经歌诀

> 八足少阴肾经属，起于涌泉止俞府。
> 肠腹泌尿生殖喉，惯用他经此为辅。

（九）手厥阴心包经

起于天池止于中冲。

手厥阴心包经歌诀

> 九心包络手厥阴，起于天池中冲尽。
> 心胸肺胃效皆好，神志疾患亦可寻。

（十）手少阳三焦经

起于关冲止于丝竹空。

手少阳三焦经歌诀

> 十手少阳三焦经，起关冲止丝竹空。
> 头侧耳目肋热喉，腹胀水肿遗尿癃。

（十一）足少阳胆经

起于瞳子髎止于窍阴。

足少阳胆经歌诀

> 十一胆经足少阳，头侧耳目鼻喉恙。
> 起瞳子髎止窍阴，热病胸肋身侧详。

第二章 火熨术的基础知识

（十二）足厥阴肝经

起于大敦止于期门。

足厥阴肝经歌诀

十二肝经足厥阴，肠腹诸疾与前阴。

泌尿不如脾经好，生殖首选在脾经。

（十三）督脉

起于长强止于龈交上。

督脉歌诀

十三督脉行脊梁，起长强止龈交上。

脑病为主次分段，各段主治在其乡。

（十四）任脉

起于会阴止于承浆。

任脉歌诀

十四任脉走腹胸，起于会阴承浆停。

强壮为主次分段，泌尿生殖作用宏。

二、常用人体部位

（一）头颈部

印堂、太阳、百会、头侧、后脑、颊车、颈部。

（二）背部

肩峰、肩胛、背心、大椎、两胁、腰部、八髎、环跳。

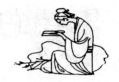

（三）胸腹部

膻中、乳中、心窝、胃脘、肚脐、关元、腹股沟侧、两胁。

（四）四肢部

肩臂、肘部、腕部、掌、大腿内外侧、委中、膝眼、足三里、承山、涌泉。

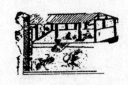

第三章　火熨术的运用

第一节　头　部

一、概述

人体的头部是诸阳之会,手三阳经从手走头,足三阳经从头走足,手足之阳经均循行交会头面部。头是精明之府,属精气神所聚之处。眼神、耳精、鼻气、口舌之窍,均有安睡、宁心安神、开窍的作用。

二、主要病症

眩晕、偏头痛、后脑痛、头顶痛、风热头痛、风寒头痛、头胀痛、血瘀头痛、产后头痛、血虚头痛、头昏、失眠多梦、脑瘫、中风、脑萎缩、记忆力减退、癫痫、脑外伤、脑震荡、中暑等。

三、常规火熨术

将火熨布从头顶熨烫至头部两侧耳部和太阳穴处,然后在额头火熨。以肤热和热效力透入头骨,略感热温为度。重点火熨按压头顶、两侧太阳穴处和额头,一般按压2掌或5掌之间,力度不可太猛,热效力透过头皮即可。

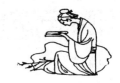

四、辨证火熨术

1.风寒头痛　在常规火熨术中加姜汁和解毒活血药酒涂抹头部百会、太阳穴、印堂处，然后火熨由温热逐渐入里，让热力缓缓透入。

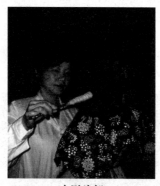

火熨头部

2.风热头痛　配合针刺攒竹、太阳、百会、风池穴放血和梅花针叩打头部，然后在常规火熨术中减少重力按压，慢慢火熨头部，散热镇痛。

3.血瘀头痛　推拿、叩打、点按头部，火熨布叠药条、药酒，重压头部痛处和相关部位。然后在痛处用三棱针点刺出血。

4.脑瘫、中风　按常规火熨术配中药内服和针刺风池、百会、太阳、攒竹、上星等穴，叠掌振叩头部反复数次，然后用火熨术重按压，将热力透骨入里。

五、病案分析

病例一

张某，女，40余岁。长期头痛，面色苍白，胃纳差，睡眠不好，

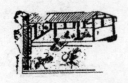

记忆力减退，伴眩晕症。

【诊断】

血虚头痛。

【治疗】

常规火熨术初治头部3次，隔两天施术1次，配合腰、胃部火熨。另嘱其服用养胃活血汤品，半月后头痛消失。

【火熨辨析】

熨灼头部，可活血解郁，温通经脉，益智健脑。内服养血活血药物活血行气，内外调理效果明显。

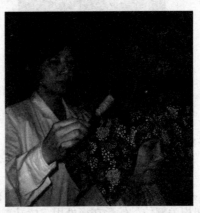

火熨百会穴

病例二

杜某，男，60余岁。曾有头部受伤史，遇天气变化寒冷则头痛不断，失眠多梦，偶有头部伤处剧痛。

【诊断】

血瘀头痛。

【治疗】

火熨术烫灼头部痛点和涂抹外用镇痛药酒，配合三棱针点刺百

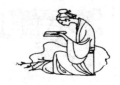

会穴、阿是穴和梅花针散叩，1天施术1次，连续3天，头部剧痛消失，隔3日后施术，2天1次常规治疗火熨，半月内疼痛彻底消除，至今未出现头痛。

【火熨辨析】

血瘀头痛和脑伤头痛都有瘀血而阻，偶遇风邪相助，且头痛剧烈。火熨灼烫透骨入里，配合三棱针放血，有镇痛祛瘀，热灼化瘀的作用，故外治火熨刺血，效果立竿见影。

第二节 颈 部

一、概述

颈部为古代三部九候诊法，"人迎脉"部位之一。古称"喉结"，颈总动脉搏动处。民间常有"落枕"为颈部受风寒所致之说。更有古时候颈部肿结，被视为"瘿瘤"或"颈瘿"。而脑供血不足多因颈椎增生所致，现代人的不良习惯，易造成颈椎、颈肌病变。

二、主要病症

颈痛、颈痹症、颈椎骨质增生、颈痉挛、颈强直、寸耳寒、颈痈、颈痞结、颈脖大、失枕、颈肩痛、颈癣、颈瘤、颈疮、颈肿等。

三、常规火熨术

将火熨布贴在颈椎处，用火熨棒点燃火后，来回熨灼患处。若两侧颈痛，患者应以侧身头偏坐姿，应避免烧伤头发，可来回移动火熨部位，火势热效力不应太大，应缓慢而行。

火熨大椎穴

四、辨证火熨术

1. 失枕　施术前先推拿、揉按颈部僵硬处,然后按常规火熨术,热熨、热灼寒凝疼痛部位,然后拔罐、梅花针点叩刺穴后,贴敷活血化瘀膏药,一般1～3次即可康复。

2. 颈痹痛　因风寒湿邪凝滞颈部,先拔罐,后点掐颈穴,然后重法火熨、灼烫颈椎,反复施术3次,最后贴敷追风祛湿化瘀膏药,两天1次施术,7次为1个疗程。

五、病案分析

病例一

卢某,男,54岁。颈椎长期隐痛,头昏、全身乏力、失眠多梦,术者用手摸按颈椎,呈压痛感,椎体变形,手臂发麻不适等。

【诊断】

颈椎骨质增生。

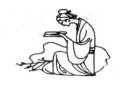

【治疗】

用推拿手法点按后，适度牵引，火熨热灼椎体，趁火熨灼烫之热加力，用施术者指力点按脊椎之穴，疏理颈椎两侧之肌，然后贴敷化瘀镇痛膏药。一周内施术3次，半月内颈椎症状消除，头昏、手臂麻木已完全缓解。

【火熨辨析】

颈椎骨质增生较顽固，点按推拿后，使肌肉放松，火熨灼烫为重点，指力到位、热到位、药到位，则镇痛作用到位。

病例二

张某，女，35岁。长期伏案工作，常夜间写作，颈部偶吹风寒，强直痉挛而痛，活动障碍，低头摇摆受限，身冷而寒。

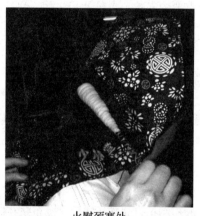

火熨颈寒处

【诊断】

失枕。

【治疗】

用拔罐之法，拔颈椎疼痛之处，随即叩打梅花针，拔罐放血。然后涂抹散寒活血化瘀药酒，火熨患处，上下来回移动火熨，并揉

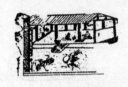

掐颈肌将热灼入里透筋，然后敷贴化瘀散寒膏药。连续施术 2 次，症状全部消除。

【火熨辨析】

失枕多因寒痹所致，拔罐之法是吸寒活络，火熨祛寒暖经行血，一般此类施术 1~2 次均可见效。

第三节 肩　部

一、概述

中医经脉学说认为，人体肩部的肩井之穴，大椎之穴，缺盆之穴都是人体十分重要的穴位。大椎乃肩之腑，缺盆乃肩之脏，两者气血相通，内外相连。肩峰、肩井穴风、寒、痹、湿常袭多侵，伤筋损骨，气血不营上肢，全责于肩部。

二、主要病症

肩痹、肩萎缩、漏肩风、肩椎骨痛、肩痛、肩夹痛、肩颈痛、肩井痛、肩骨痛、肩骨折等。

三、常规火熨术

将一定配方的药酒拍打患部，然后火熨布贴在痛处，反复熨烫，并在施术过程中，逐渐加温灼烫入里，可上下、左右移动烫热。肩痹证贴药可使热效力加强，同时双手夹击用力，迫寒外泄，活血镇痛。

四、辨证火熨术

1. 肩痹　治肩痹三程序：刮痧、拔罐放血、火熨灼热。先刮

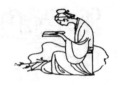

寒气，后放血排瘀，最后灼热活血散寒、解痉镇痛。热灼掌力，力度适中，透骨传筋，方可消瘀镇痛，功能康复。

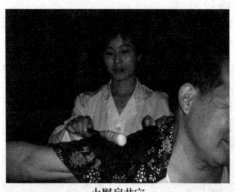

火熨肩井穴

2. 肩痿　用推拿按摩，活血手法一刻钟，然后火熨、满烫、快灼五六下，贴敷膏药和药酒，最后火熨加热效。

3. 肩骨痛　火熨术逐渐施热，灼烫有度，反复数次，猛力一掌热透筋骨，贴敷膏药，护伤解痛，如遇骨痹瘀块，可刺血消结，然后火熨灼烫。

五、病案分析

病例一

王某，男，51岁。肩部活动障碍，活动受限，抬高后弯曲疼痛已有两月之久，推拿、针灸后未见缓解。夜间遇寒疼痛钻心等。

【诊断】

肩痿痹。

【治疗】

用拔罐之法，三棱针放血，再拔罐出血，然后外用药酒推拿点

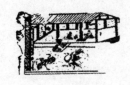

拨按掐继之施术火熨术，热灼力迅猛贯力，透筋入骨，伴适度抖筋牵引之术，外贴膏药，活血镇痛。连续施术7次而愈。

【火熨辨析】

肩周炎多有湿滞粘连，痹证是风寒湿相挟。三棱针放血，可排瘀消肿，配合火罐效力更大，火熨热效力透骨入里，显效更快。

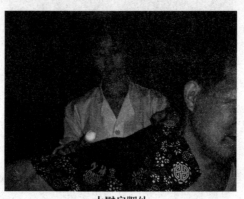

火熨肩胛处

病例二

伍某，男，72岁。中风偏瘫已半年，肩痿缩无力，肌肉瘦小，时常隐痛，手肘功能受限，肩无力，头脑清醒，尚能行走，大小便正常等。

【诊断】

肩痿痹。

【治疗】

用推拿点按之法，放松肌筋，然后常规火熨，配合药酒、药条热灼肩部，并敷贴膏药，生肌活血，散寒解瘀。连续两个月施术，肩臂有力，功能正常恢复。

【火熨辨析】

中风肩痿痹较普遍，特别是上了年纪之人，推拿点按温柔之法，

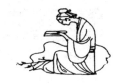

配合火灼热力，激活骨筋瘀血和萎缩肌肉，使气血畅通，达到全面康复。

第四节　背　部

一、概述

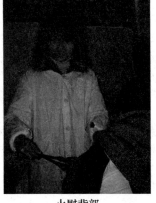

火熨背部

中医认为"背为阳，阳中之阳，心也；背为阳，阳中之阴，肺也。"（《素问·金匮真言论》）。背为胸中之气聚会之处，"背者，胸中之府。背曲肩随，府将坏矣"（《素问·脉要精微论》）。背部由胸椎组成，与督脉、膀胱经和华佗夹脊穴联系较密切。古人言"病入膏肓"的膏肓穴就位于肩胛下方处，内联心脉。

二、主要病症

背心冷、龟背、胸背痛、背胀痛、背寒痛、背酸痛、肩背痛、背肋痛、背脊痛、背外伤、背内伤、背气痛、背隐痛等。

三、常规火熨术

用药酒涂抹患处，贴火熨布，将火熨棒来回灼烫，并掌握火候，顺势猛贴压灭火苗，热灼力迅速透皮、入骨、入脏，而掌力稳柔瞬间，则可达力到、热到、药效到的治疗目标。一般内伤痛证3～5掌之间，而感冒背寒1～3掌之间即可。

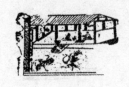
四、辨证火熨术

1. 背心冷　在常规火熨术运用前，先刮背除寒排瘀，重点在脊椎两侧和两肩胛处，然后火熨压灼点也在背心和肩胛处着力，然后贴敷膏药即可。

2. 背脊痛　用推拿点按修正脊椎各穴，然后用药酒涂抹，火熨热灼背脊部和左右椎旁处。反复烫灼多次将热效力往脊椎点贯热。

3. 背内伤　先拔罐，后用三棱针点刺，然后拔罐出血，术者用手掌赶压患处，患者配合呼吸，闭气而行。再后用火熨术重压、猛压将热效力传入筋、传入骨、传入内脏。最后贴膏药，固定内伤痛点。

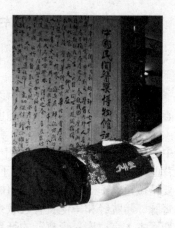

火熨背脊处

五、病案分析

病例一

赵某，女，27岁。产后胸闷、背心凉、易感冒、伴头昏耳鸣、心律不齐、手足麻木、肩背酸痛等，每遇经期时，背部隐痛、发凉不适。求治中西医，均未见效。

【诊断】

产后背寒证。

【治疗】

先用刮背之法，刮寒筋，重在背心，然后梅花针点叩，用走罐之法。再施予火熨之术，涂抹药酒或药条，贴火熨布，温热行熨，

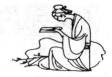

猛透3掌，热灼力入里，患者顿感心肺热极而汗出。每隔2天施术1次，此法施术3次后，其胸闷解除，背心暖热，手足麻木消除，配合宁神益心和祛寒解表的内服药，则疗效稳固，至今未发。

【火熨辨析】

民间刮背、走罐对产后背心寒有效，同时用火熨热灼，透骨活血、逼寒外泄，生热效力而动心肺。此法快捷见效，配合中药内服，可内外兼治，对久治不愈的产后病症，巧用火熨，可攻克顽症。

病例二

叶某，男，46岁。长期肩背隐痛、心慌、胸闷，遇感冒咳嗽隐痛更甚，睡眠差，胃胀，曾被诊断为神经性疼痛，各种中西医治疗未见成效。

【诊断】

背脊痛。

【治疗】

先用拔罐之法，三棱针点刺背部脊椎痛点出血，然后用药条贴于痛处，外熨灼烫脊痛点，再外贴膏药，每星期施术2次，6次后，配合用理血导气推拿之法，疼痛消失，胸闷和胃胀也相互有所改善。

【火熨辨析】

三棱针点刺痛点出血，能解痉破瘀；火灼热效力在背脊处，能活血通筋、镇痛宽胸、行气化瘀；膏药在伤痛点敷贴，能固伤通络、排毒消痛。

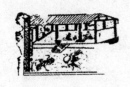

第五节 腰 部

一、概述

中医认为，腰为肾之府，肾在腰部两侧，肾藏精、主骨、生髓。腰下连骶椎，上连胸背，前附肾与女子胞宫和卵巢。腰椎独立支撑，有督脉相通，即命门一关，腰眼穴两端十分重要，现代医学认为，腰椎常发生骨质增生及腰椎间盘突出，中医认为风、寒、暑、湿、燥、火诸邪浸淫，使腰部病痛不断。

二、主要病症

肾虚腰痛、产后腰痛、扭伤腰痛、腰椎骨伤痛、腰酸痛、腰胀痛、腰冷痛、腰腹痛、腰椎间盘突出等。

三、常规火熨术

将火熨布从腰椎处向两侧腰部火熨热灼，逐渐热温，烫至灼痛，在掌力按压中，下力稳而持久，使热效力深入腰肾，得暖者养精固肾，得灼烫者益肾强腰。

四、辨证火熨术

1. 肾虚腰痛　推拿叩打腰部，放松腰肌，解除腰肌疲劳，然后温火慢熨腰部，边熨、边涂抹药酒，可强腰益肾、固肾生髓。常服收汗益肾食品，有利于补肾健腰。

2. 扭伤腰痛　用理血导气之术，舒筋活血。然后火熨术涂抹镇痛药，热灼腰部痛点，火猛、热熨力重而稳，透热快者，其镇痛

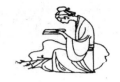

效果最佳，然后点按委中、行间穴，手掌压腰痛点及环跳、腰眼等穴。

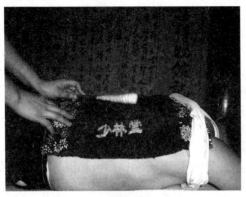

火熨背胁部

3. 产后腰痛　　拔罐八髎穴和腰眼穴，按摩推拿腰腹部，火熨术从腰骶处热灼至两腰眼处，重热效力在腰骶透热，如有热透过腹，则疗效更快。

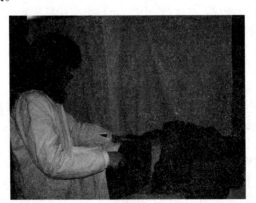

火熨脊椎处

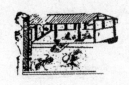

五、病案分析

病例一

周某，男，52岁。腰部在3年前有扭伤，后遇寒有隐痛，平素腰酸无力，前月突然腰痛剧烈，到医院照X线片检查，有腰椎骨质增生。经卧床休息和配合牵引治疗，症状没有改善，要求中医外治。

【诊断】

腰椎骨质增生（腰痹证）。

【治疗】

先施术拔罐，针刺出血，贴敷镇痛消肿药条，用火熨布贴于上方，火熨腰椎痛处。第一次不应猛压，热灼透力，而是移位火熨承山穴，重压透力或涌泉穴即可。第二次施术，除按上述操作外，重点火灼热透腰椎，以3掌击力为度，最后1掌必火透肌肤，烫灼骨髓，达到活血镇痛、解痉消肿的目的。此患者3次治疗后，疼痛大减，可行走漫步，7次治疗后，主要病症消失。

【火熨辨析】

患者腰部剧痛，卧床休息，首诊应观察耐受度和病势发展，第二次治疗灼热有度，即稳、准、狠、点压腰椎部，有利于快速缓解疼痛，第三掌之力，必热透击骨，逼邪外出，力巧且灼效显著。

病例二

张某，女，28岁。产后一直腰胀、腰痛，每遇经期，腰痛更甚，尿频、失眠多梦、头昏耳鸣、月经延后、手足常冷，多方服药，中西医结合而治，尚无明显疗效，经人介绍来我处治疗。

【诊断】

产后腰痛。

【治疗】

先施术拔罐腰部和八髎穴及小腹部，然后火熨温热小腹，烫灼八髎处，使热效力传入腰肾子宫，然后贴敷强腰健肾膏药，经半月

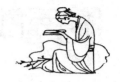

7次治疗，主要病症腰痛消除，配合服用调经中药治疗，服药2月，经期延后一症大有改善。

【火熨辨析】

拔罐祛寒外出、开通毛孔，有益散寒解表；火熨温热小腹，暖宫热脏；熨烫腰部八髎，逼寒气外出，透热效力而升气活血，重整女子胞宫。

第六节 胁 部

一、概述

胁，是人体胸部两侧，统称胁肋。中医认为，肝居胁下，胆附于肝。胁部为肝胆两经循行分布处，气滞横逆，则肝气瘀阻。胁部有病，多因气相关，邪入犯内，肝胆所伤。

二、主要病症

两胁游痛、胁肋灼痛、胁隐痛、胁部刺痛、胁满胀痛、两胁中痛、胁肿、肋骨痛、胁痈、胁气窜、胁外伤、胁内伤等。

三、常规火熨术

将火熨布从背部熨烫至胁部、前胸，为横向火熨。由腋窝上部往下火熨至腰部，为纵向火熨，火势温柔不猛，按压轻微贴紧，非猛力点按，由柔力克刚猛，文火胜武火，热效力在于持久，而非快速。

四、辨证火熨术

1. 胁部疼痛　采用理血导气之术，患者闭气而施术者两掌贴

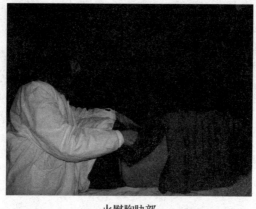

火熨胸胁部

于胁部，按压推揉。然后火熨背、腹两处至胁痛处，轻微贴压移动，不可用力太猛，轻微温和为度，可反复数次。

2. 胁内伤　点按足三里、三阴交、地机、行间等穴，导引胸胁内伤，然后火熨肩胛，热灼肩胛透胁部，文火熨烫两胁，内伤处轻微慢熨，反复数次，行理血导气之术，闭息调气之法。

3. 胁气窜　用药酒涂抹患处或用药条贴于患处，火熨两胁气窜处，最后火灼肚脐、关元处，引气归源、行气归宗。气逆上窜，则由上往下火熨；气机横逆，则从脾胃、背胛往胁部左右熨灼。

五、病案分析

病例一

任某，女，35岁。两胁隐痛，乳腺增生，月经期来时疼痛加剧，心烦、胃胀、易发怒、夜间盗汗。检查肝胆未见任何不良征兆，也常服中药调理，时好时坏，两胁隐痛不断。

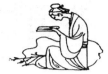

【诊断】

胁隐痛。

【治疗】

按常规火熨施术，配合理血导气之法，另加敷贴外用膏药，内服中药主要是疏肝理气、固摄肝肾、滋阴收汗之品，经过7次外敷火熨术和半月的中药内服，两胁隐痛消失。

【火熨辨析】

胁隐痛多为有痉挛、寒湿、瘀阻，用温和的火熨从背部施术，能行气导气。内外调理，瘀阻解除，则疼痛减轻或消除。

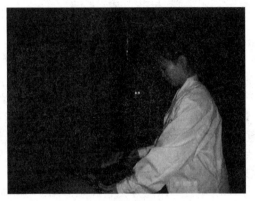

火熨肚脐处

病例二

程某，男，45岁。因不小心胁部受损，加上风寒感冒，咳嗽，胸胁疼痛，夜睡侧身有压痛感。伤后半月内，外贴膏药，内服止痛药均未见效。

【诊断】

胁外伤。

【治疗】

首先刮背祛寒，用火罐拔吸痛处，梅花针散叩后表面出血，然

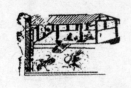

后涂抹药酒在患处。火熨术重按压，热灼力在肩胛处，胁痛点侧微用力和缓慢火熨。然后，推拿点按行间、地机穴等导气舒筋。贴外伤活血膏药，经7次治疗，一般前3次隔天1次，后4次，3天1次即可。胁外伤基本痊愈，疼痛消失。

【火熨辨析】

刮背、火罐拔吸以散寒活血为主，而火熨灼热重在肩胛，由热效力直透两胁，行热气，贯气血，通经络，化瘀镇痛。配合导引之术，力透内脏，气达病点，热传两胁，达到全面康复目的。

第七节 皮 部

一、概述

皮肤是人体的表面，直接与外界相沟通，中医认为人有十二皮部，皮与毛有相通之处，故有"发为肾之华，发为血之余"之说。皮有汗孔，即"汗濡玄府"，皮毛腠理，乃为通道，腠理疏松不固，外邪易趁虚而入，内脏精华易向外溢泻。皮主一身之表，汗收、汗溢于表、体热、体寒尽在皮肤调理。"肺主皮毛"是汗孔，为"气门"之腑，皮的润泽，为肺精气所显，肺宣皮毛。皮固肺润，则寒热可调，外邪难侵。六淫首犯，风热寒湿，易伤皮毛；血热疮毒，易滞肌皮。

二、主要病症

皮肤寒凉、皮肤瘙痒、皮肤麻木、皮肤痉挛、皮肤湿疹、皮肤癣症、皮肤溃烂、皮肤瘀斑、皮肤水肿、皮肤衰老、皮肤疼痛等。

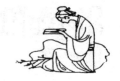

三、常规火熨术

将外用药酒点燃后，可直接趁热快速涂抹皮肤，然后拍打，按揉即可，对头部或特殊部位，用火熨布贴于患部，热灼皮毛，以文火慢熨、移熨为主，慢熨、慢涂祛风解表或收汗固涩。

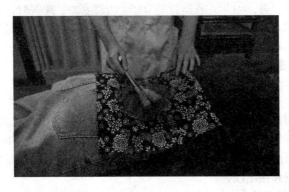

火熨胃脘部

四、辨证火熨术

1. 皮肤麻木 采用梅花针散叩之法，反复轻微叩打，然后直接火熨、火灼表皮，按常规火熨术施行。另应注意推拿中的拍打点揉在火熨术中的运用。临床中根据不同的皮肤麻木，如中风或肌损伤等，采用不同的外用膏药敷贴即可。

2. 皮肤癣症 采用常规火熨术之法，作前期温热处理，然后隔姜、隔蒜或隔中药敷料，热灼火熨癣部，其热力热透达肤，反复灼烫。根据不同癣症，也可适度配合放血之术。

3. 皮肤痉挛 推拿点揉之法，活动皮、肌、筋、骨，然后采用常规火熨术，热灼皮肤痉挛部位，掌贴用力之时可弹拨揉动，分散力度、热度在皮肤痉挛之处，达到缓解痉挛、散寒活血的目的。

五、病案分析

病例一

金某，男，49岁。长期骨关节痛，四肢寒凉，睡眠时背心更冷，皮肤如冰水凉，口舌生疮，口干口苦，尿黄，心烦意乱，时有便结。曾多方治疗，未见其效。

【诊断】

皮肤寒凉（外寒内热）。

【治疗】

采用常规火熨术，配合内服中药，养阴润燥、排毒解表等。药浴散寒活络，每天淋洗全身，经过7日治疗，皮肤寒凉有所改善。连续半月内服中药，外用火熨术治疗，关节痛有所减轻，皮肤温暖，口舌生疮和便结改善。

【火熨辨析】

皮肤寒凉，火熨酒灼有行气活血、祛寒通脉功效。而配合内服中药，可调理内热外寒、泻热毒，解表活血，内调外熨，平衡阴阳，有利皮毛健康。

病例二

赵某，女，31岁。皮肤瘙痒，股癣和足癣严重，如遇食入辛辣燥热之品，则夜晚奇痒难忍。平素服用一些治疗皮肤病的中西药，其症状时好时坏，反复发作，口干，心烦，白带偏黄，微痒，尿黄等。

【诊断】

皮肤癣症。

【治疗】

用梅花针叩打癣症部位，姜片或药条片贴于癣部，用火熨布贴上，文火慢慢热灼患部，每次强力热效作用一次，配合点刺手足十宣穴

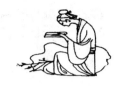

出血，连续隔2天施术1次，5次后癣症好转，奇痒改善，以后每周2次施术，配合一定的中药败毒润肤之品内服，1月后皮肤癣症痊愈。

【火熨辨析】

梅花针叩打皮肤络脉，患处泻毒解表，姜汁或药条贴于患处，用热灼力将药效导入，能止痒杀虫、润肤凉血；手足十宣刺血，可泻经脉恶毒，调理营卫气血。

第八节 肉 部

一、概述

中医认为"脾主肌肉"，即脾主运化水谷之精，以生养肌肉。脾气健则生气血，肌肉发达，丰满健壮。按经络穴位分布，凡肌肉间的穴位有"谷、池、间、溪"等相关为人体气血津液汇聚之处。而病邪由外入里，首犯皮毛，若肉不坚，腠理疏松，则善病风，疼痛酸胀不适，肌肉乏力等。

二、主要病症

肌痹、肌痉挛、重症肌无力、肌痿症、肉瘿、肉瘤、肌肉瘦弱、肌肉酸痛、肌肉拉伤、肌肉寒痹、肌肉瘀结等。

三、常规火熨术

在患部涂抹药酒后，贴火熨布，趁热拍打揉捏肌肉，使火熨热效力分散在肌肉之中，起到梳理肌肉、分解瘀寒痉挛、消散肿结的作用。火熨揉捏时，应时紧时松，使热力在揉捏的配合下，在肌肉中传递。

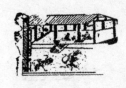

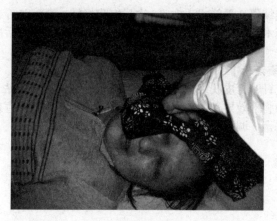

火熨头面部

四、辨证火熨术

1.重症肌无力　采用火针之法针刺肌肉，再涂抹药酒，拍打肌腱，然后由肌肉两端向肌腹中段熨烫，使热透肌肉四周。

2.肌痉挛　首先按常规方法火熨肌肉，然后推拿、拍打、按摩肌肉，对于严重肌痉挛，也可采用火罐治疗，配合贴敷膏药。

3.肌扭伤　在肌扭伤产部位首先拔罐、针刺放血，然后按常规之法施以火熨，用膏药加纸块固定，最后在远端相关经脉穴位点按治疗，以散结通瘀、活血强肌。

五、病案分析

病例一

曾某，男，47岁。四肢肌无力，眼皮松弛下垂，易感冒，神疲乏力。被多家医院确诊为重症肌无力，各种方法治疗均不见好转。

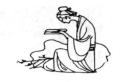

【诊断】

重症肌无力。

【治疗】

配合火针和药针治疗相关穴位，除常规火熨术外，辨证运用其他部位，如腹肌、背肌、头面肌做火熨热效力传导。在内服中药和食疗中，注重健脾益肾、补精填髓。经过2个月治疗，效果明显。

【火熨辨析】

火熨的热效力，可以使药物透传肌肉经脉，起到活血通瘀的作用。同时通过震荡萎缩的血脉和僵化的肌腱，使气血在肌肉中充盈，气血贯通，濡养肌肉。配合火针、药针祛痹解寒，服药、食疗健脾固肾，达到康复治疗的目的。

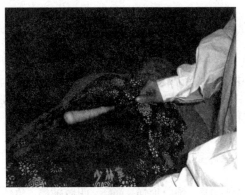

火熨胸腹部

病例二

郑某，女，42岁。患风湿性关节痛，四肢肌肉长期酸软无力，隐隐疼痛，做重活加剧，每天下午疲倦无力、四肢冰凉、精神不振、情绪低落。

【诊断】

风湿性关节炎。

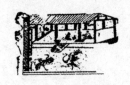
【治疗】

除按常规施火熨术外，配合膏药敷贴，增加推拿、按摩、点按的力度。在肌肉酸痛的部位施术，重压火力增强热效力作用，对肩胛、腰肌、足三里、手三里处施常规火熨术，每周2次治疗。2月后，肌肉酸痛减少，精神状态良好。

【火熨辨析】

酸痛在肌肉中出现，多因寒湿痹阻经脉，气血不通所致，而火熨贯热透力，散寒除痹，增强气血在肌肉中的循行，逐渐消除肌肉酸痛，增强肌肉抗病能力。

第九节 筋 部

一、概述

中医认为"肝主筋"，并称"诸筋者，皆属于节""膝为筋之府"，人体中有十四经脉，也更有十二经筋。民间有经筋弹拨之术，筋与骨和肌肉相连。临床中寒邪易于客筋，肝虚失养伤于筋，另外，跌仆损伤首犯于筋部。

二、主要病症

筋痹、筋脉拘挛、颈急项强、筋痿，四肢抽搐、角弓反张、筋伤、筋损、筋断、筋痛、肢体麻木、筋失养等。

三、常规火熨术

将药贴或一定配方的药酒涂抹患部，用火熨布贴于上面，手持火熨棒，由缓慢热灼到快速热灼，并用手掌捏拿筋部，揉或弹拨用力，掌压时可分散手指力度、热效力、药效力等。

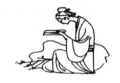

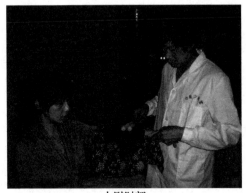

火熨肘部

四、辨证火熨术

1. 筋寒痉挛　首先采用刮痧之法，对筋痉挛部位进行刮痧。如遇紫黑瘀点，也可用针点刺出血。然后火熨布贴于患处，配用姜汁或活血药酒。火熨棒燃烧时，可拍打或点揉患部。在3掌用力按压时，前2掌用力轻微，后1掌有力而持久。

2. 筋痿　梅花针点叩出血，用药酒拍打患处，然后火熨筋痿处，连续熨灼，揉捏肌肤，将热效力传入其中，敷贴具有养肌舒筋药效的膏药或药酒。

3. 筋痛　患处拔罐，推拿按压筋痛处。然后文火灼烫，反复数次加药酒拍打按压，贴敷新鲜草药。主要是以活血镇痛、解痉止风为主。总的治疗方法为熨烫筋根部，弹拨筋腹部，压揉筋痛处。

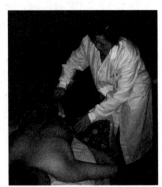

火熨腰部

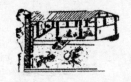
五、病案分析

病例一

周某，女，62岁。下肢容易抽筋，小腿痉挛严重，手足常冷，易感冒，四肢疲乏无力。每当赤足，则夜晚小腿痉挛，经热水烫洗，疼痛可缓解，但反复发作。

【诊断】

筋寒痉挛。

【治疗】

前2次治疗首先用刮痧或拔罐，再揉捏筋寒痛处，然后猛火灼烫患处，猛火灼烫时，应揉捏散筋四处，最后贴敷散寒活血膏药。后几次治疗，以火熨慢热，缓灼为主。1月内共施术7次，筋寒痉挛、痛症消除，手足温暖。体质逐渐好转，不易感冒。

【火熨辨析】

刮痧、拔罐散寒解表；揉捏筋部，止疼活血；猛火热灼，直达寒处，祛寒镇痛；贴敷膏药，强筋壮骨，活血化瘀。

病例二

程某，男，36岁。因打球猛力拉伤，造成大腿筋部受损，偶遇外力，下肢即无力而痛。西医康复治疗，注射镇痛针药而无效，采用推拿舒筋，有一定效果，但隐痛和痉挛未彻底消除。

【诊断】

筋损。

【治疗】

采用常规火熨术，加药酒外敷贴。经过7天治疗和适度的固定康复，配合中药舒筋活血、养气益筋，治疗效果良好。数月来从未复发。

【火熨辨析】

火熨热效力入筋暖骨；外用药酒强筋活络；固定包扎有利于筋

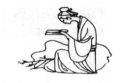
损部位康复；中药内服，养筋舒筋、益气活血。

第十节 骨 部

一、概述

中医认为"肾主骨，主齿""骨为髓之府"，精生髓，髓养骨。骨为人体支架，骨与骨相连，称为关节。骨为人体动力之源，生长之根。全身骨骼硬、软有别，功能也有差异。不同形状的骨骼有不同的作用，活动产生不同效果。骨壁厚实，乃骨力强健；骨壁虚空，乃骨损易残。头上之骨，易受风热之邪；足上之骨，易受寒湿之邪；胸背之骨，易受痰瘀之邪。

二、主要病症

骨折、骨疏松、骨质增生、骨痛、骨痹、骨髓炎、骨无力、骨寒痛、佝偻病、骨裂、骨结核、骨变形、骨流痰、骨痈、骨瘤、骨溃烂、骨坏死等。

三、常规火熨术

在火熨布贴于患处前，应涂擦敷贴一定配方的药酒或药条，连续快节奏点火、灭火，使药性和热效力迅速透肌传骨，然后猛压患处不松劲，让压力透入患处，直达骨壁。最后根据不同的症状，配制相关膏药外敷。

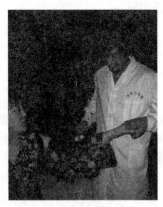

火熨上肢部

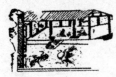
四、辨证火熨术

1.骨质增生　推拿点按骨质增生部位和相关穴位，放松骨质增生处肌腱和筋部，在贴火熨布时，用三掌之法，透热效力致骨壁里，一掌轻，火候刚到皮；二掌微力，火候穿透肌；三掌猛力压按，直透骨壁，以镇痛化瘀、软坚消刺。然后敷贴活血化瘀、镇痛软坚膏药。

2.骨髓炎　用针刺之法在患处针刺放血，或在相关穴位及四肢端点放血。然后用药酒或新鲜草药敷贴患处，并用文火在火熨布上自燃，微缓传导热效力，若患者感到热灼疼痛，可将火熨布移动或揭开放下。整个火熨在慢熨、缓熨中进行，一般不直接压火或猛力拍火。其目的是以热消炎，缓慢通脉益髓，适度转正气、扶正气。

3.骨变形　用拔罐之法，拔吸骨变形四周的肌肉或筋部，驱寒正骨。在患处贴敷药酒或一定配方的药条，贴上火熨布，采用连续火熨拍压或堆火直燃的方式施术，在拍压时可加指按，或火熨棒贴按骨变形点。然后贴敷相关膏药和固定夹板，有利于校正骨位，促进康复。

五、病案分析

病例一

曾某，男，61 岁。因长期在煤矿井下工作，劳累过度，颈椎、腰椎等处和四肢关节疼痛，遇天气变化疼痛加重。曾服用各种中西成药，时有好转，但骨痛未能彻底消除，3 年中多方求医，最后抱着试一试心情，接受火熨术的治疗。

【诊断】

骨痹。

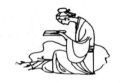

【治疗】

在第一个疗程治疗中，先采用拔罐或拍打药酒之法，对颈、腰椎和关节疼痛处施行治疗。火熨布贴患处时，应采用药条或外用药酒涂抹，在连续火熨快速掌压的基础上，使用瞬间猛压和叠压贯热效力入肌透骨。然后配合服用中药散剂，以活血镇痛、祛痹强身药组方，用白酒送服。第二个疗程采用刺血术和常规火熨术施治，配合益肾健骨、散寒除痹的散剂，调蜂蜜服用。贴敷通络活血膏药。连续5个疗程，每3次一个疗程，中间休息2天。在以火熨术为主的3个月治疗过程中，患者疼痛明显减轻，特别是困扰多年的颈、腰骨痹之症基本消失，椎体功能恢复正常，骨关节轻松自如。

【火熨辨析】

第一个疗程重在开痹镇痛，无论拔罐、拍打火熨，均力透骨骼，热效力达骨通髓，配合中药内服，强骨益肾、镇痛祛痹。第二个疗程刺血排毒、通络调经，施常规火熨以扶正祛邪、散寒助阳。

病例二

韩某，女，32岁。从小因发烧、咳嗽导致胸椎骨变形，后因误治，使胸椎骨畸形，时常胸闷、胸椎部不适，因疼痛不明显，尚未治疗。近日胸椎隐痛，伴咳嗽严重，服用西药无效，前来就诊。

【诊断】

胸骨痛。

【治疗】

针刺相关穴位和部位，按常规火熨术治疗胸椎骨畸形处，然后配合推拿正骨之法和敷贴活血正骨、散寒行气外用膏药，经过1个月的反复治疗，疼痛逐渐减轻，病情得到有效控制。在后半个月施术中，采用火熨术，按压加指压用力，配合中药内服，其效果良好。

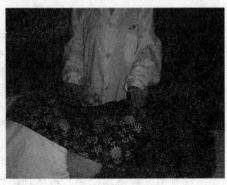

火熨胁部

【火熨辨析】

针刺经络穴位，通经活络，内外调理；常规火熨，热透骨筋；正骨之法，扶正椎骨，缓解关节疼痛；外用膏药活血正骨。

第十一节 上 肢

一、概述

中医认为人体上肢有手三阳经和手三阴经，循行手掌贯通于上肢气血。上肢有肩关节、肘关节、腕关节、指关节等，产生上肢手臂的各项功能，左右手经脉相似，但因习惯不一致，左右手用力有一定差异。腕部寸、关、尺乃中医诊脉的窗口，内外皆在血脉搏动中。

二、主要病症

肩周炎、肩痹、肩扭伤、肩骨折、肩冷痛、肘痛、臂酸痛、臂疼痛、肘尖痹痛、腕痛、腕扭伤、肘扭伤、指麻木、指关节痛、上肢酸胀、

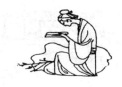

上肢游走痛、上肢寒痹，上肢痿痹、上肢痉挛、上肢抖动等。

三、常规火熨术

将患部用药酒涂抹，火熨布贴上，点燃火熨棒，热灼患部，由慢熨到快熨，然后慢熨，最后猛拍压患处，每次火熨应肤热、肌热、骨热为度，防止烫伤，避免在骨肌肉少的地方，如肘尖、肩峰过度火熨灼热。

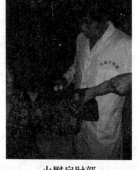

火熨肩肘部

四、辨证火熨术

1. 肩痹　先拔罐加针刺放血对肩痛部位施术，然后火熨患处，以堆火燃烧为主，即将火熨棒蘸酒拍打患处，使火直接在火熨布上燃烧，然后贴压，深透热力，使药力透肌入骨。

2. 肘痛　推拿点按肘痛部位，在火熨时可直接药酒点燃熨烫患处，然后敷贴一定配方的膏药，并在远端指尖放血。

3. 上肢痿痹　推拿点按一定穴位和放松肌肉，在火熨时，应缓慢轻拍压，不断涂抹药酒，增强活血作用，然后在指端及相关穴位放血排瘀。

五、病案分析

病例一

鲁某，男，51岁。在某次劳动中手臂用力过度，感觉隐隐胀痛，日久肩部疼痛加剧，活动受限，肩峰和肩胛处固定痛，负重时痛更甚。

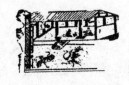

【诊断】

肩周炎。

【治疗】

适度的推拿点按、牵引拔伸手臂，施术火熨术时，第一个疗程施术 3 次，应缓慢文火进行，在压按火熨灼烫时不可太猛，配合敷贴膏药。第二个疗程施术 3 次，配合针刺火罐放血和指端十宣穴出血，火熨灼烫时迅速而猛力，透肌入骨。经过 3 个疗程，共 9 次治疗，肩部疼痛消除，活动自如。

【火熨辨析】

推拿、牵引拔伸活血舒筋，使粘连肌肉有所松动。火熨之热，直透深部肌腱。第二个疗程针刺、放血、拔罐，排瘀散寒。十宣出血，通络镇痛，消肿导瘀。火熨重压，直透患处，热力软坚、化瘀暖骨。

病例二

吴某，女，38 岁。因生产时感受风寒，近几年上肢寒冷，夜睡不得温，总感觉冷风入骨，伴肠胃不适。内服燥性中药，易伤脾胃，故不愿内服中药，经朋友介绍，接受火熨术治疗。

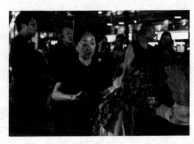

火熨颈部

【诊断】

上肢寒痹。

【治疗】

在第一个疗程中，推拿按摩。配合常规火熨术，术后拍打上肢。在第二个疗程 3 次治疗中，火熨热灼，迅猛透力，配合敷贴膏药和针刺放血。在治疗中灵活掌握火熨轻重，经过 5 个疗程治疗，患者上肢得温，寒冷消除。

【火熨辨析】

第一疗程推拿按摩，活血解痉；火熨热灼，透骨散寒，缓解疼痛；

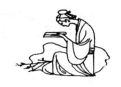

拍打振叩，荡涤排瘀。第二个疗程，火熨猛烈，热透筋骨；刺血放瘀，散寒祛痹，外贴膏药，活血通络，解表散寒。

第十二节 下　肢

一、概述

中医认为"脾主四肢"，特别是下肢，足三阴与足三阳循行下肢内外侧，贯穿气血之精，走行末端。足三里之穴，乃长寿健身之本。委中、涌泉，主腰肾之病。人老足先衰，下肢失温，下肢功能障碍，乃中风和寒痹之症；下肢痉挛、浮肿，乃与肝肾亏虚及风热之邪相关。

二、主要病症

坐骨神经痛、膝痛、下肢风湿痹证、下肢痿痹、下肢痉挛、足转筋、足跟痛、足掌麻木、膝关节风湿、大腿筋寒、下肢无力、下肢水肿、下肢骨折、足踝扭伤、膝损伤、膝冷痛、游走性痛风等。

三、常规火熨术

将外用药酒涂抹于下肢，贴火熨布在患处，在其上连续点火燃烧，迅速灭火，施以压按，使热力增加，传导于经脉之中，然后在患处贴敷膏药即可。

四、辨证火熨术

1. 下肢风湿痹证　先用拔罐法，后加药酒拍打患处至微热，

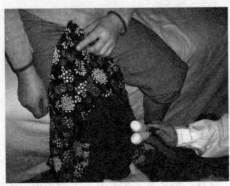

火熨膝部

在火熨热灼中，对症按压施术，辨证用力。火熨后，配合早晚烫洗药浴，提升阳气，强健筋骨。

2. 足踝扭伤　初伤者用点按之法，旧伤者用刺血拔罐之法，配合火熨热灼之术，缓慢熨烫，逐渐加热配合患处涂抹药酒，然后贴敷镇痛活血膏药。初伤者也可采用新鲜草药敷贴固定，旧伤严重者，复位后也应固定康复。

3. 游走性痛风　用针刺下肢委中、承山、足十宣放血，然后火熨患处及承山、足三里处，一边文火熨烫，一边涂抹药酒拍打。敷贴镇痛息风、活血化瘀的膏药，最后，火熨热灼膏药，使其药性更快地渗透到肌肉骨骼中。

五、病案分析

病例一
郭某，男，75岁。长期足寒冷，夜睡时小腿足转筋。曾患糖尿病，经中西药治疗有所控制，但足转筋一直不缓解。
【诊断】
足转筋。

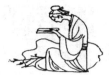

【治疗】

在初诊和第一个疗程中，按常规火熨术加推拿进行。足转筋有所改善，转筋次数明显减少。在第二个疗程中，按常规火熨术加针刺拔罐，配合敷贴膏药，效果十分明显。经过5个疗程，足转筋症状基本消除。

【火熨辨析】

第一个疗程常规火熨，热透肌肉，缓解痉挛，推拿活血舒筋。第二个疗程，针刺拔罐，放血通络，外贴膏药，镇痛活血。热效力直达肌筋，祛寒解痛。

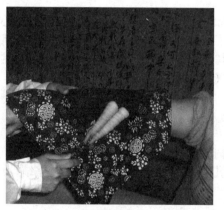

火熨肢体部

病例二

武某，女，38岁。双膝冷痛，遇天气变化、下雨疼痛明显，双膝寒冷，双腿无力，足麻木，酸软胀痛。

【诊断】

风湿膝痛。

【治疗】

推拿点按膝眼、委中、足三里、血海穴，然后拍打膝关节处。

第三章　火熨术的运用

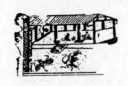
在火熨热灼中，不断涂抹祛风湿活血药酒，然后猛火拍压患处，并紧捂数分钟，然后贴敷膏药。经过3个疗程治疗，基本康复。

【火熨辨析】

点按穴位，通经活络，纾解经气；拍打患处，火熨热灼，避寒外出；外用药酒加猛火拍压，使药效直达患处，以镇痛祛湿，祛风活血。

第十三节　前　胸

一、概述

胸在人体上焦，心肺居于胸中，肺左右各一，心脏在两肺之间，偏居于左侧，心脏外有包膜，名为心包络。十二经脉中，除足太阳膀胱经外，其余经脉均循行于前胸部，或贯膈过胸腔，胸为气之府，肺纳气、行气，也可伤气、损气、胀气。

二、主要病症

胸痛、胸胀满、胸气横逆、胸窝痛、胸痹证、胸外伤、胸内伤、胸气不足、乳胀痛、胸胁隐痛、胸骨痛、胸痞结、胸闷、鸡胸等。

三、常规火熨术

在火熨布贴熨前，应将药条贴于胸部，在火熨棒来回熨烫中，知患者肤热即停，轻微掌压胸部，分散揉动用力。不可用力太猛，使气滞留胸。

四、辨证火熨术

1. 胸痛　按理血导气法施术，重点掌握在患者闭息时，按压推

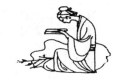

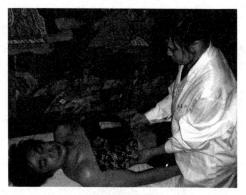

火熨胸窝部

揉胸部触及的痛点。火熨时，应将药条或药酒贴于痛处。在灼烫中，不应垂直按压，应以斜压或顺势走压为主。

2. 胸闷　首先拔罐或用梅花针点叩出血，用推拿宽胸之法，舒展胸部，然后一边涂抹药酒，一边火熨。温度不应太高，逐渐缓慢而行。术后患者可深呼吸出气，以解郁、除烦、宽胸。

3. 胸痹　用药酒按摩，宽胸舒筋，除痹顺气，然后在药条上点燃火熨，趁烫灼揉按胸肌。患者在按揉中，应配合深呼吸，闭息调气，理顺胸膈郁闷。

五、病案分析

病例一

刘某，男，72岁。因不小心在公共车上撞击胸胁受伤，致胸部乳上隐痛连结胁部，加之近日感冒，隐痛加重，出气咳嗽疼痛更甚。服用止痛药物，均未见效。

【诊断】

胸胁隐痛。

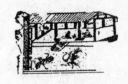

【治疗】

在胸胁隐痛处，拔罐加梅花针叩打。在背部刮背祛寒，并配合理血导气法推拿，理顺郁闷之气。火熨时，先贴敷膏药，灼热度缓慢增加，并嘱患者换坐姿，咳嗽振动内气。经过1个疗程3次治疗，隐痛消除，呼吸正常，咳嗽时未见疼痛。

【火熨辨析】

拔罐加梅花针叩打出血，通经活络，背部刮瘀祛寒解表。理血导气推拿，可理顺胸胁瘀滞之气。由火熨灼热传导配合贴敷膏药，镇痛行气，患者术中咳嗽，借力荡气，顺应气机。

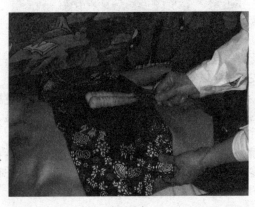

火熨胸部

病例二

夏某，女，37岁。乳房近日胀痛，胸闷心烦，白带黄，失眠多梦，头昏耳鸣。

【诊断】

胸乳胀痛。

【治疗】

在前胸按常规火熨术施术，以轻柔为主。在后背刮瘀，火熨热

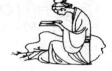

灼肩部、背心，使热效力透肌、入骨、达胸。前胸敷贴膏药，并配合夏枯草、丹参、三七内服。经过 2 次施术，胸乳胀痛消失。

【火熨辨析】

常规火熨活血通络，背部刮痧，祛寒解毒，排毒外泄。灼热背心、肩胛，镇痛消肿，配合内服外贴，散瘀化结。

第十四节 中 脘

一、概述

中脘也称胃脘，即人体胸之下，脐之上，内藏胃、脾，中脘腐熟水谷，传化糟粕，提升精华，生养气血，输布精微物质于全身。脾胃乃后天之本，气血生化之源。脾胃虚弱，则气血亏虚，血色失润，肌肉消瘦。

二、主要病症

胃脘胀痛、胃痉挛、胃痛、胃溃疡、胃穿孔、胃酸、胃消化不良、胃下垂、慢性胃炎、急性胃炎等。

三、常规火熨术

将火熨布贴于中脘施以火熨，在患者对热效力有感觉时，轻微按压中脘片刻，然后一掌将火势压灭，另一掌用指点按中脘穴，趁热振动，有利于热效循穴而入。

四、辨证火熨术

1. **胃痛** 针刺内关、外关穴和点灸足三里，火熨背部及中脘处，

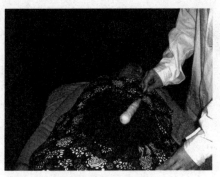

火熨中脘部

将热灼烫点集中在胃痛处，并在拍打中加震颤之法，术后贴敷膏药在胃痛处。

2.胃下垂　胃脘处拔罐，并贴药条在胃部，火熨以文火为主，可用姜汁涂抹胃部，然后用火熨热效力渗透胃脘。术后贴敷健胃活血膏药于胃脘及背部胃俞穴处。

3.胃气痛　按压内关、外关穴和行间穴3～5分钟，火熨胃脘部，并点揉胃脘气痛点，然后敷贴相应配方的膏药。

五、病案分析

病例一

陈某，男，53岁。曾患慢性胃炎，长期胃脘胀满，隐隐作痛，冷热酸甜太过对胃都有影响，精神疲乏、四肢无力、失眠多梦。曾服用中西药，胃痛有所缓解，但是胃脘胀满不消。

【诊断】

胃脘胀痛。

【治疗】

针刺内关、外关穴，足三里点灸、火熨，背部刮痧和拔罐，火

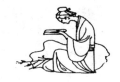

熨胃脘部及肚脐、背部，然后贴敷镇痛膏药。服用顺气理血、健脾和胃中药，经过2个疗程治疗，胀痛大幅改善。后常规火熨1个疗程，胃脘恢复正常功能。

【火熨辨析】

针刺内关、外关穴，有镇痛顺气之功；火熨足三里，有调理胃脘，辅助消化之效；背部刮痧、拔罐，可散寒泻毒。火熨胃脘、背部，热灼可镇痛，热熨可消气胀。内服外用，健脾和胃、行气通瘀。

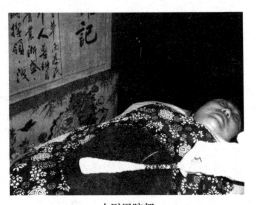

火熨胃脘部

病例二

肖某，女，32岁。长期食欲低下，消化不良，经期量少，腰酸腿软，失眠多梦，人瘦面黄，精神欠佳。经中药治疗，妇科症状有所改善，但长期营养不良无法转变。

【诊断】

胃消化不良。

【治疗】

推拿背部脊椎，点揉足三里、手三里、合谷等穴。火熨术贴压药条，熨烫肚脐、中脘处，以文火为主，缓慢而行，配合点揉。

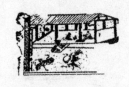

每次施术前后，嘱患者吞两口口水（津液）下咽。配合开胃健脾中药服用，经 5 个疗程治疗，胃口大开，体重新增约 10 千克，面色红润。

【火熨辨析】

推拿脊椎，通透阳经之脉，点揉手足三里、合谷，通理经脉，活血行气。火熨胃脘贴药，透肌入胃，散寒燥湿，直接恢复胃功能。术后患者吞津可帮助消化，有利养胃。

第十五节 小 腹

一、概述

人体中脐下为小腹，脐下三寸为丹田，男子藏精之处，女子胞宫所在，是膀胱所蓄之地，大小肠所留之处。女子妇科疾病、男子肾亏、尿频、尿急，多与小腹相关。小腹能藏元气，排浊祛浑。

二、主要病症

小腹冷痛、小腹痉挛、小腹胀痛、小腹剧痛、小腹肿胀、小腹虫积、小腹痞块、小腹窜痛等。

三、常规火熨术

在小腹部贴药条或姜汁，火熨中以文火为主，逐渐加热，不可太猛或太烫，可在掌压同时，在揉捏中加点按。然后贴敷相关膏药。

四、辨证火熨术

1. **小腹冷痛** 按常规火熨术贴敷药条或姜汁，火熨时可掌压加

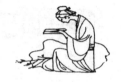

指按，并用艾灸足三里、合谷等穴。火熨腰骶部，力度、热度可猛

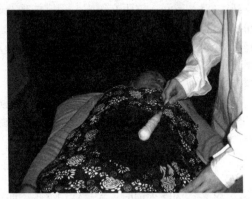

火熨关元、神阙处

可柔，逐渐循行施熨。

2. 小腹剧痛　用三棱针点刺足十宣和脐边奇穴，火罐拔吸八髎穴并施用梅花针点叩。火熨术按压小腹，静压停顿3分钟。八髎穴猛打点揉，术后贴敷一定配方膏药。

3. 小腹痞块　火熨足掌内侧，使热效力由足向上走窜，然后顺经热灼承山、足三里、地机等穴。在火熨八髎穴时，先拔罐后火熨，猛灼热熨，透骨入脏。小腹部火熨时，应贴药条或活血化瘀药酒，用文火施术，掌按轻，指压重，颤振痞块。

五、病案分析

病例一

王某，女，45岁。近几日腰胀，小腹胀痛，月经紊乱，心烦气急，失眠多梦，口干舌燥，小便黄，尿频，大便正常。

【诊断】

小腹胀痛。

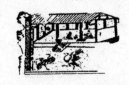

【治疗】

推拿点按足三里、行间、三阴交等穴，火罐拔吸八髎穴。小腹部文火熨烫时，以揉按为主，并结合理血导气吐纳之术。术后敷贴镇痛活血膏药。经过2个疗程6次治疗，小腹胀痛解除，月经不调有所改善，配合中药服用，其他症状有所改善。

【火熨辨析】

点按足三里、行间、三阴交，通经止痛。火罐拔吸八髎穴，可散寒解表、排瘀消结。火熨直透小腹，可消胀镇痛、祛寒温阳。外贴膏药，理血导滞、活血化瘀。

病例二

郭某，男，48岁。因吃火锅时，大量饮用冰啤酒而致肠炎，加上连续上班劳累，小腹阵痛、痉挛不断，身冷呕吐，大便不通，四肢乏力，服用镇痛解痉药物无效。

【诊断】

小腹痉挛。

【治疗】

推拿点按内关、外关穴和地机、足三里、大敦、三阴交等穴。用文火熨烫肚脐，缓慢移至小腹痉挛处，肤得热后，压按痉挛处，用指弹拨点揉，传热入里。八髎穴处猛火施术，术后小腹及八髎穴处敷贴镇痛解痉膏药。经过2个疗程治疗，配合活血化瘀、解痉通利之药服用，效果良好。

【火熨辨析】

点按内关、外关、地机、足三里、大敦、三阴交等穴，有解痉松筋、镇痛、安神之功。文火慢熨腹部，热效力直透患处，镇痉解痉、散寒祛风、活络助阳。

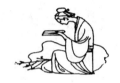

第十六节 阴 窍

一、概述

阴窍，人体中男女有别，男子包括阴茎、阴囊和囊中睾丸，即"宗筋之所聚"，也可称为"外肾"。女子包括尿道、阴道，也称为"阴户、子户"，内通子宫。阴窍还包括后阴及肛门，古人称为"下极"，有"下极为魄门"之说。前阴、后阴正常，可固摄肾气。有利于浑浊排泄，精微升华。阴窍与经、脉相通，在于奇经、奇穴，任、督、冲三脉均与阴窍有关。

二、主要病症

男子前列腺炎、阳痿、早泄、梦遗、睾丸红肿、阴茎痉挛、阴窍冷寒、阴囊萎缩、阴囊奇痒、尿频、尿黄、尿失禁等。

女子阴挺、阴户肿大、阴户瘙痒、前阴胀痛、前阴寒冷、阴户脱出、闭经、痛经、经乱、宫寒、带下异常等。

后阴肛漏、痔疮、脱肛、肛裂、便秘、腹泻、便血、肛湿疹、肛门奇痒、肛门失禁等。

三、常规火熨术

将药条蘸酒或新鲜草药制成饼贴阴窍，用火熨布盖住，将火熨棒用文火燃烧，轻微按压阴部，重点施术在会阴和关元、八髎穴处。

四、辨证火熨术

1.阳痿 点按会阴穴，弹拨睾丸处，将药条贴于阴窍，用文火

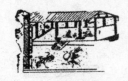

热熨热灼，手以握捏为主，并重按会阴和关元穴，热熨大腿内侧和涌泉穴，适度热灼。

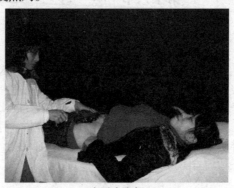

火熨小腹部

2. 痛经　在小腹拔罐，按揉5分钟以上，然后施以火熨，轻柔为主，重熨、重按八髎穴。术后点按足掌内侧经脉处，在痛经处贴敷膏药。

3. 便秘　在长强穴处点刺放血，加用拔罐，火熨八髎穴处及后阴处，前者重按，后者轻柔，并采用相关穴位推拿舒筋之法，和足十宣穴放血治疗。

五、病案分析

病例一

廖某，男，58岁。盗汗，前列腺肥大，尿频、尿急，伴有阳痿早泄。四肢疲乏无力，失眠多梦，曾求治无数中西医，内服益肾壮阳药物，均不见好转。

【诊断】

前列腺炎。

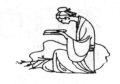

【治疗】

推拿点按关元、会阴、三阴交、涌泉等穴，火熨八髎、腰眼穴。

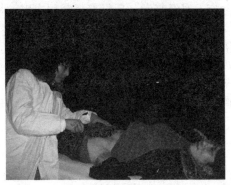

火熨耻骨部

重熨、重按深透热效力，贴敷益肾活血膏药。文火熨烫足大腿内侧肾经、膀胱经脉，循经熨烫为主，轻按轻揉。经过7个疗程反复治疗，效果明显。盗汗有所改善，阳痿消失，四肢乏力解除，睡眠良好。

【火熨辨析】

点按关元、会阴、三阴交、涌泉等穴，可行经气、消胀痛。火熨八髎、腰眼穴，可助阳益肾，通膀胱经。文火熨、循经熨烫，可疏理经脉、活血行气。

病例二

冯某，女，29岁。近几月来，月经不来，排除受孕。曾服用西药后，有行经现象，但对药物反应强烈，故不愿长期服用西药。后经中医内服调理，效果欠佳。近日小腹隐痛、腰部胀痛。

【诊断】

闭经。

【治疗】

拔罐同时拔吸关元和八髎穴，患者取侧卧姿。并配合梅花针

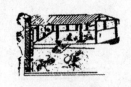
点叩，重按大敦、至阴、行间等穴。火熨小腹部和八髎穴时，应快熨重按，配合拍打点揉，然后敷贴活血镇痛、解毒开郁膏药。经连续 3 次治疗，月经来潮。后经 5 个疗程火熨，每月基本按时来经。

【火熨辨析】

关元、八髎穴同时对称拔罐，可通闭解郁、消滞散结。点按大敦、至阴、行间穴，通经镇痛、导滞开窍。火熨小腹、八髎穴，热效力可散寒解毒、调经行气。

第十七节 眼 部

一、概述

中医认为，眼是由肝"开窍于目"，是肝脏的外部窗口，更是心灵的窗户。按五轮学说划分，眼分为肉轮、血轮、气轮、风轮、水轮 5 个部分，分属脾、心、肺、肝、肾五脏。即"眼通五脏，气贯五轮""目乃神窍"洞察内外，知晓疾病消长演变。

二、主要病症

眼干涩、迎风流泪、眼红肿、青光眼、白内障、近视眼、远视眼、老眼昏花、眼胀痛、眼泪多、眼痒、眼风热、眼疮、视疲劳、两目斜视、眼损伤、眼萎缩等。

三、常规火熨术

将药棉蘸药水，或润养眼部的药布条贴于眼窍，盖上火熨布，用文火熨烫，不时地将火熨布移动，避免烫伤。更不要重力拍压，只可做眼眶的拿捏。

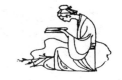

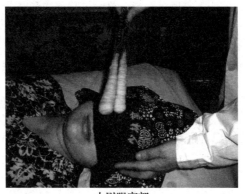

火熨眼窍部

四、辨证火熨术

1. 眼干涩　用三棱针点刺攒竹、太阳穴出血，将润养眼部的湿药条贴于眼干涩处，盖上火熨布，文火熨烫，肤热为度，捏揉眼骨轮。然后静养数分钟，保持热温即可。

2. 视疲劳　推拿头部，横摩额头，揉捏眼眶，指掌擦热贴于眼部。将新鲜草药和蔬菜水果贴于眼部，然后盖上火熨布，用文火间断性热熨。

3. 眼损伤　针刺风池、攒竹等穴，用蒸馏水提取的药物精华液清洗创伤处。然后贴活血镇痛药物，夹在药棉中用火熨布盖上，文火间断性热灼。

五、病案分析

病例一

肖某，男，31岁。因建筑工地使用电焊弧光刺激双眼，目赤红肿，疼痛难忍，眼不能睁，泪流，只做了简单的滴眼药水消炎处理，未见效。

【诊断】

目赤疼痛。

【治疗】

用银针点刺耳尖和少商、少泽穴出血，在大椎穴处拔罐，梅花针点叩出血。将清热解毒的新鲜草药，用布包扎或直接贴于眼部，盖上火熨布，文火间断性热灼。用此法治疗2次，服用夏枯草、蒲公英、桑叶、草决明等中药，迅速见效，疼痛消除。

【火熨辨析】

针刺耳尖、少商、少泽穴可泻血消肿、舒经镇痛。拔罐大椎放血，可散寒解毒、抑阳散寒。鲜草药贴眼，火熨，用热效力导药效入眼，有散寒消肿、润眼开窍之功。配合内服药，疏肝理气、通窍益神。

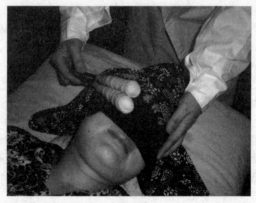

火熨眼部

病例二

吴某，女，12岁。长期看电视和玩游戏机，使眼皮不断跳动，两目斜视，视力有所降低。烦躁，身体瘦弱，面色苍白，不思饮食。

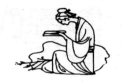

【诊断】

两目斜视。

【治疗】

用三棱针点刺四缝穴和银针点刺攒竹穴，前者挤出白色黏液，后者放血。然后用纱布夹润眼散寒败毒中药，用火熨布盖上，文火间断性热灼，以肤热为度，静养、静揉数分钟。每次术后，做校正定睛眼操数遍。经过 5 个疗程治疗，效果良好，脾胃功能恢复，视力增强，眼皮跳动消失。

【火熨辨析】

点刺四缝穴，可通络醒神，攒竹穴出血，可泻血开窍。将中药贴于眼窍火熨，活血行气，校正窍穴，润养眼部。

第十八节 耳 部

一、概述

耳为心脑的听户，"肾开窍于耳"，肾气强弱与耳部听力相关。"心寄窍于耳"，是因心火肾水相济的关系。心气旺，则耳窍得养。心主藏神，则"听神"之功得利。耳部与人体内脏相关联，耳穴按压，则可调经通脏。耳失聪，听力下降和肾脏亏虚、心脑失调相关。

二、主要病症

耳鸣、耳聋、耳痒、耳肿、耳流黄水、耳结石、耳眩晕、耳疮、冻耳、耳积水、耳热、耳伤、内耳痛、外耳痛、寸耳寒、耳穿孔、耳痈等。

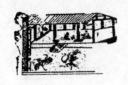

三、常规火熨术

将一定配方的药物或鲜品药，夹在纱布、棉花中塞于耳部，火熨布贴上，盖上火熨布，用文火间断性熨烫。按压时力度、热度应掌握适度。

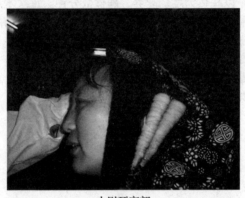

火熨耳窍部

四、辨证火熨术

1. 内耳痛 点按耳部四周相关穴位，重按风池穴和足跟处，艾灸内踝尖。将一定散寒镇痛配方中药，夹在药棉中塞于耳中，盖上火熨布，用文火热灼，然后按压传热在耳中。应间断性、缓慢性传热、传力、传药性。

2. 耳聋 针刺听宫、风池、三阴交等穴，在百会穴处重熨、重压、重热灼力透骨入里。将开窍解表、活血行气的芳香中药，夹在药棉里塞入耳中，然后火熨热灼耳部，将热效力逐渐传入。

3. 冻耳 将姜汁浸在纱布或药棉中，贴于耳部，用火熨布盖上，文火缓慢熨烫，不断移动或揭开，保持一定肤热为度即可，不压，

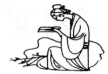

不使用猛火，有利于解冻疗伤。

五、病案分析

病例一

康某，男，67岁。近几年来耳部听力欠佳，偶尔完全耳聋，尿频、盗汗、四肢乏力、头昏头痛，有高血压和糖尿病病史。近日耳聋频繁，头昏头痛严重，经服用西药未见成效。

【诊断】

耳聋。

【治疗】

针刺听宫、三阴交、合谷、内关、外关穴，拔罐腰部和肚脐。将益肾开窍、活血通络的中药夹在药棉中塞于耳部。然后盖上火熨布热灼耳部，以文火为主，逐渐加热。并配合对头部百会、印堂的火熨和热效力传导。服用益肾降压、养阴润燥的中药散剂，经过半个月治疗，效果明显。耳聋逐渐痊愈，头昏头痛减轻。

【火熨辨析】

针刺听宫、三阴交、合谷、内关、外关穴，有通经益气，开窍醒神作用。拔罐腰、腹两处，可调整元气、益肾助阳。耳塞中药火熨，借热效力，将药性透入，开窍通聋，恢复听力。

病例二

何某，女，32岁。因风寒感冒，过食辛辣燥热之品。先有感冒咳嗽，后感耳部不适，耳下隐痛。继续服用感冒药，未见效。耳痛严重，背部乍冷乍热，耳部有红肿。

【诊断】

寸耳寒。

【治疗】

采用背部刮痧处理，并用火熨术热灼背部，热透胸腹即可。在

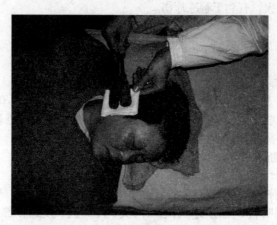

火熨耳侧部

耳尖、攒竹、少商、少泽等穴，点刺出血。火熨热效力重点在百会、听宫和颈部、脑后进行。将散寒开窍、消肿活血的中药夹在棉花中塞入耳部。用火熨布盖上，文火热灼耳部。以患者耐受为度，经过3次治疗，症状消除，红肿疼痛痊愈。

【火熨辨析】

背部刮痧，可散寒解表，火熨背部，热透胸部，可祛寒助阳。耳尖、攒竹、少商、少泽穴放血，可泻血通经。火熨耳部四周，有散寒化瘀作用。中药入耳火熨，开窍活血、通络消肿。

第十九节 鼻 部

一、概述

中医认为"肺开窍于鼻"，肺气通于鼻，鼻能知香臭。外邪入侵首犯肌肤，鼻息气行，寒、热、湿、燥、风均可伤害。鼻部在经

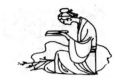
外奇穴中是人体的敏感反射点，更是容易散毒的部位。外气吐纳，内气自调，均由鼻孔进出通达。气温骤变、空气污染均易致病。

二、主要症状

鼻塞、鼻流清涕、鼻流浓涕、鼻衄、鼻癌、鼻疮、鼻痈、鼻损伤、鼻炎、鼻燥、红鼻头、鼻痛等。

三、常规火熨术

将一定配方的药条，术前塞于鼻孔中，盖上火熨布，从额头往鼻头文火熨烫，以肤热为度，可点揉迎香、鼻甲等穴。一般施术不应拍打按压，注意鼻部意外烧伤。

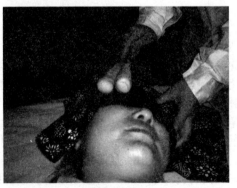

火熨鼻窍部

四、辨证火熨术

1.鼻塞 将芳香开窍和散寒活血的中药夹在药棉里，塞在鼻孔中。然后火熨布贴于鼻部，用文火热灼鼻部，并拿捏鼻孔和按揉迎香穴。

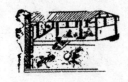

2. 鼻炎　将芳香散寒、解毒通窍的鲜草药捣汁，夹在药棉里，塞在鼻孔中。然后火熨布贴于鼻部，用文火间断性熨灼患鼻。对特别严重的鼻炎者，也可采取冰或凉水，配合火熨使用。

3. 鼻痛　将清凉散寒、活血消瘀中药调敷成药条，贴于患鼻处，盖上火熨布，用文火间断性，由额头熨烫至鼻头。然后贴敷镇痛化瘀膏药。

五、病案分析

病例一

葛某，男，42 岁。因跌打损伤，将鼻部撞伤，前几日红肿，经外伤治疗，红肿消退。近几日鼻部疼痛，经医院照片检查，鼻部无骨折。

【诊断】

鼻损伤。

【治疗】

将活血化瘀、镇痛通络的中药夹在药棉中，塞入鼻孔，然后盖上火熨布，用文火烧灼鼻部。贴敷外用膏药，经过 2 次治疗，配合内服散寒消肿、活血通络中药，红肿消退，疼痛消失。

【火熨辨析】

鼻窍为特殊的器官，其窍部经络穴位间，有着特别的传导关系。外伤受损后，发生瘀阻。外用活血化瘀中药塞于鼻孔，透过火熨热灼力的作用，直接灼熨传导药性，可达到镇痛消肿的目的。

病例二

曾某，女，36 岁。身体差，容易感冒，长期鼻部易受风寒燥湿侵袭。时而鼻塞或鼻流清涕，对环境气候及气味过敏，容易打喷嚏，鼻部发痒，服药不少，均未见效。

（左侧竖排）中国民间火熨术

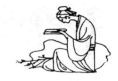

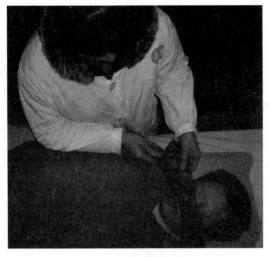

火熨鼻两侧

【诊断】

过敏性鼻炎。

【治疗】

先按揉迎香穴 5 分钟，风池穴 2 分钟。鼻孔用手塞住，深呼吸 3 次，让鼻孔内收。然后将散寒解毒、芳香开窍中药夹在药棉中，塞入鼻孔。火熨布盖住鼻部，间断性文火熨烫，并点压鼻侧根部。术后配合针少商、少泽穴及中指出血。经过 3 次治疗症状缓解。同时配合服用化湿利痰、芳香开窍的中药散剂，消除过敏性鼻炎和增强抵抗力。

【火熨辨析】

鼻孔塞住，倒吸气，则产生鼻部负压效应，有利于鼻囊内收。将芳香开窍、散寒解毒中药塞于鼻孔，按压鼻侧根部，有通络通窍的功效。

第二十节 口 部

一、概述

口部主要包括唇、齿、龈、舌、腭、颊等，内连消化道，外品万物味。中医认为"脾开窍于口"，能辨五味、食五味。口中齿为骨之余，牙痛常因虚火相关。"心开窍于舌""舌为心之苗窍"。舌通过苔、色变化，而知内脏之病。

二、主要病症

口腔溃烂、口臭、口歪中风、口腭下脱、牙齿松动、口腔麻木、口无味、口疮、牙龈疼痛、胖舌、舌痛、舌癌、口舌生疮、口腔红肿、口部损伤、口干舌燥、口齿不清等。

三、常规火熨术

将火熨棒贴于下腭或颊车穴处，根据病情，可做文火或猛火灼。用文火，可间断性，由口向两侧熨烫。而猛火则主要在颊车或面部进行。

四、辨证火熨术

1. 牙龈疼痛　点按颊车穴、阿是穴，针刺合谷穴。将药酒涂抹在牙龈疼痛的面腭部，盖上火熨布，用文火移动熨烫，然后猛火压灼，达到深透入骨、入齿的目的。

2. 口歪中风　点按风池、百会、内关、外关穴，针刺足三里、行间、合谷等穴，刮背和梅花针叩打脑部。从太阳穴至听宫，颊车到口角部，反复火熨，并点按口部四周穴位。

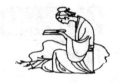

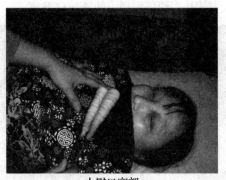

火熨口窍部

3. 口腔红肿　用三棱针刺攒竹、耳尖、中指端、少泽等穴出血。将散寒消肿的中药条，贴于红肿处，然后用火熨布盖，用文火间断性灼烫，术后贴敷镇痛膏药在脸部相关处。

五、病案分析

病例一

汪某，男，62 岁。近日因不慎受凉感冒后出现牙齿疼痛难忍，吞咽困难，夜睡难眠。服用不少镇痛消炎药，但未见效。

【诊断】

风寒牙痛。

【治疗】

将姜汁和薄荷捣烂，贴敷在面部牙齿疼痛处。然后用文火间断性火熨，疼痛严重者，可重压猛灼，使药性在热效力的引导下，快速到达患处镇痛。2 次火熨后，敷贴膏药并服用散寒退火中药散剂，疼痛减轻，饮食自如。后经 3 次康复理疗，基本痊愈。

【火熨辨析】

风寒牙痛，因寒极生火，而致牙齿疼痛。姜汁散寒，薄荷解表通络。借助火熨灼热，快速熨烫，快速镇痛散寒。

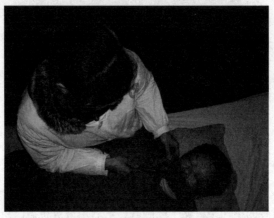

火熨颈喉部

病例二

周某，女，38岁。因连续加班，感受风寒，口歪嘴斜，说话语音不清，张口闭口困难，口腔痉挛。

【诊断】

口窍中风。

【治疗】

背部刮痧，推拿点按风池穴。将胡椒和姜捣烂，用棉花包扎塞于鼻孔，将火熨布贴于口旁患处，用热灼熨烫。并配合服用开窍祛风、解表散寒活血中药散剂。经过5次治疗，口部中风消失，一切均正常。

【火熨辨析】

刮痧可祛寒，推拿点按风池，有祛风作用。而鼻塞胡椒、姜，有鼻闻醒神开窍通络作用，热灼活血、散瘀、解痉。

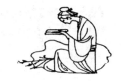

第二十一节 咽 部

一、概述

人体的咽喉部，上连口鼻，下通肺胃，行呼吸，进饮食，发声音，经脉循行的重要通道。咽部侧，有人迎之脉，能辨识上焦的疾病，洞察危机险症。咽与肺通，则识气、音之变；咽与胃通，则识湿热燥火，口干口臭之症。

二、主要病症

咽喉肿痛、声音嘶哑、喉痹、喉风痹、喉痒、喉痛、喉癌、喉疮、喉癣、喉颈粗大、喉部痉挛等。

三、常规火熨术

将一定配方的药条和药酒，外敷贴于喉部，盖上火熨布，用文火间断性地热熨喉部，然后敷贴相关膏药即可。

四、辨证火熨术

1. 咽痛　配合针刺耳尖、少商、少泽穴出血，火罐拔吸大椎穴2分钟。火熨咽喉部，贴敷散寒解毒、消肿镇痛中药，盖上火熨布，间断性熨灼。

2. 扁桃体肿大　在喉部痛点拔罐，用梅花针叩打，然后用火熨术熨灼。术后贴敷散寒凉血、通络消瘀膏药。

3. 喉颈粗大　用推拿舒筋之法，对喉部筋脉进行弹拨揉捏。采用刮痧之法，对喉侧和颈后刮痧。然后用药条或药酒贴敷，在喉颈处，用间断性文火熨灼喉部即可。

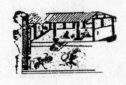

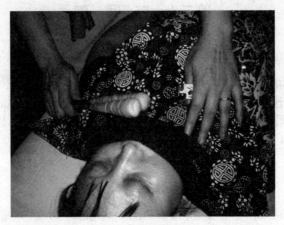

火熨喉咽部

五、病案分析

病例一

张某，男，62岁。喜饮白酒，近日因风寒感冒，初起咽痒不适，伴咳嗽，昨晚咽喉肿痛严重，吞咽困难，服用清咽类中药，疼痛未减轻。

【诊断】

咽喉肿痛。

【治疗】

针刺少商、少泽、中指等穴出血，背部刮痧祛寒。将消肿散寒中药，或鲜品草药贴于咽喉部。盖上火熨布，用文火间断性熨灼，然后贴敷膏药。经过2次治疗，配合中药散剂服用，效果奇佳。

【火熨辨析】

针刺少商、少泽、中指等穴泻火通络，退心肺之热，火熨咽喉部，透皮入肌达咽，调顺喉部经脉，降逆活络、消肿排瘀。

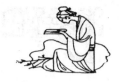

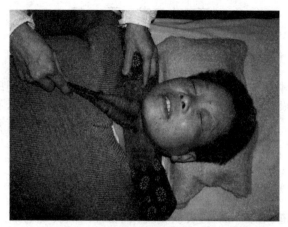

火熨颈两侧

病例二

李某，女，32岁。因说话太急、太多，加上感冒，声音嘶哑，咽痒咽痛、神疲乏力、寒热往来。服用感冒药，未能见效。

【诊断】

声音嘶哑。

【治疗】

点按人迎穴，嘱患者吞咽，点揉风池穴，嘱患者深呼吸后闭息。在喉部抹擦药酒或一定配方药汁，用火熨布贴于喉部，用文火间断性熨灼。术后针刺少商、少泽穴出血即可。经过1次治疗，即可痊愈。

【火熨辨析】

人迎穴点按吞咽，可润喉通络，揉风池穴后闭息，可调气顺经。火熨喉部，可消肿解毒、散寒利咽。

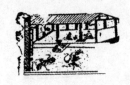
第二十二节　面　部

一、概述

　　人体面部之色，反映内脏之疾。面黄则脾虚，面黑则肾亏，面青则肝瘀，面白则肺虚，面赤则心热。不同的面色，表示不同的内脏疾病。面相、面部情绪反映内脏精、气、神的状况。面笑者寿，面善者仁，面恶者怒，面悲者哀，面静者健。

二、主要病症

　　面疱、面赤、面青色、黄褐斑、面雀斑、面衰、面苍白、面痉挛、面皱纹、面神经萎缩、面瘫、面浮肿、面溃疡、面肌松弛、面部损伤、面瘢痕、面癣、面白癜风、痤疮等。

三、常规火熨术

　　将浸有药汁的药棉贴于面部，盖上火熨布，用文火熨烫患部，火力以肤热为度，不可用猛火灼烫。

四、辨证火熨术

　　1. 面苍白　从头至背、腰处，按常规火熨术施行，可在背腰处用猛火。面部熨灼，应以间断性文火为主，逐渐肤热为度，轻揉微压即可。

　　2. 面瘫　针刺面部相关穴位，从头部猛熨、猛压开始移至面颊。面侧用文火熨灼，力度适中，反复熨灼即可。

　　3. 面肌松弛　用点按面部穴位，背部穴位拔罐之法，治疗面肌松弛。然后在面部敷营养中膏药或霜，盖上火熨布，用文火间断性

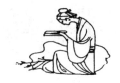

熨烫即可。

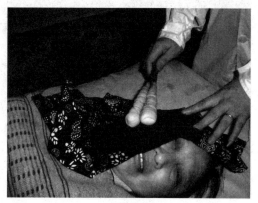

火熨面部

五、病案分析

病例一

叶某，女，46岁。头昏、头痛、面部黄褐斑、精神状况差、失眠多梦、月经不调等。曾先后服用不少中西成药，护肤品也使用了不少，均未见效。特前来治疗。

【诊断】

黄褐斑。

【治疗】

配合内服安神益脑、补益气血中药。在面部贴敷活血消斑中药液或药棉，盖上火熨布，用文火熨热面部，逐渐加热，以肤热为度，以肤温化斑。经过8次治疗，黄褐斑逐渐消退，面色由灰暗转为洁白红润。

【火熨辨析】

内服中药，可以使脑供血充足，消除头痛、头昏、失眠之症。而外用火熨，可化斑消瘀、活血润肤。

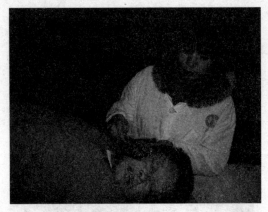

火熨面颈部

病例二

秦某，男，68岁。面瘫已有2年，各种针灸推拿、理疗均无明显疗效。近日面瘫更严重，面部表情受限。

【诊断】

面瘫。

【治疗】

首先火熨肚脐、关元穴，然后从头、肩、背、腰部进行猛熨热灼。在面部热灼中，应贴敷中药棉，配方主要活血行气、化瘀散寒为主。盖上火熨布，从额头向面部熨烫。配合主要以活血行气，以补肾益脑、祛风散寒为主。经过2个月治疗，效果明显，面瘫症状消除。

【火熨辨析】

熨烫肚脐、关元穴，主要作用是提升元气、益肾营血。火熨头、背、腰部，可活血通络、散寒排瘀、祛风。面部贴药熨烫，可解痉活血、祛风通络。

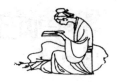

第二十三节 体 部

一、概述

古人认为,人体按金木水火土,划分金脏人、木脏人、水脏人、火脏人、土脏人。阴阳相合,男女结合。则五五二十五种人的形体出现,既有形体差异,更有性格神态变异,形体在外,全由内脏所控。即有诸形,必有内因之别。内脏之病看形体,形变根源在于内脏。

二、主要病症

肥胖症、瘦弱病、中风偏瘫、先天肢残、小儿麻痹、外伤骨折、脊椎变形、下肢短残、上肢废残、肢体功能退化、小腹臃肿、肥胖腿、发育迟缓症、营养不良、脾虚胃弱、周痹、痛风、游走性风湿等。

三、常规火熨术

将火熨布盖在患部,根据不同的症状,采用猛熨、猛压、热效力,或文火堆熨轻压之法。从上到下,从左到右,前后连用,火灼热熨即可。

四、辨证火熨术

1.脊椎变形 采用针刺校正脊椎之法,用猛熨、猛热、猛压、猛热效力传导之术,从头、颈、背、腰施术。间断性地在前胸、小腹施术,术后配合点按动骨,整合脊椎之法。

2.小儿麻痹 药浴、酒浴、浸洗、沐浴,做适当地推拿点按和针刺,在火熨前,应配合贴敷外用药棉或涂抹药汁,从肚脐熨烫

火熨下肢部

到腰背、四肢为主，可猛熨轻压，反复进行。

3. 周痹　每天早晚烫洗双足，然后从头到足间断性地用文火熨烫1次。再选择重点部位，如背心、腰部、足心、双膝猛熨快烫，术后贴敷追风祛痹膏药。

五、病案分析

病例一

何某，女，32岁。生育后，腰腹放松，食欲增加，小腹臃肿，心慌气累，不善运动。

【诊断】

小腹臃肿。

【治疗】

嘱患者养成挺胸、收腹习惯，配合针刺，点按穴位。然后火熨腹部时，熨时应贴敷中药条或涂抹中药活血液，盖上火熨布，在慢熨、快压中，加点按、震颤之法。经过2个月施术，小腹臃肿消除。

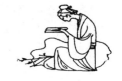

【火熨辨析】

长期挺胸、收腹，有利于腹肌紧固，配合针刺点按，则通调经络。火熨加药物，可利用热效力将药物渗透，烧灼腹内脂肪，利水化瘀除湿，有利于收腹强肌。

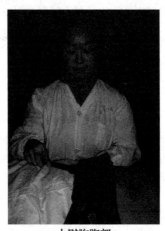

火熨胸腹部

病例二

苟某，男，72岁。两年前中风偏瘫，右侧手足功能丧失，语言不清，痰多易怒，失眠多梦。经多家大型医院救治，其他症状有所减轻，但功能尚未康复，经人介绍前来就诊。

【诊断】

中风偏瘫。

【治疗】

嘱患者配合烫洗双足和酒浴擦洗全身，家属协助护理及做康复锻炼，每天1小时。火熨术主要从头到足，间断性用文火，热灼1次。然后重点快熨、猛灼神阙、关元、背心、百会、脑后部、腰部穴即可，施术2次后配合1次针灸推拿，半月后配合1次点刺、放血。经过2个月治疗，右侧手足功能基本恢复。并配合活血化瘀、安神

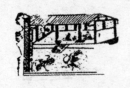

宁志的中药内服。

【火熨辨析】

烫洗双足和酒浴，有利于祛寒活血、疏通经络。轻熨全身，重灼脑后部，有利于脑血管疏通、排瘀通脉。推拿点刺放血，可更新体内血液，加快心脑微循环，有利于恢复健康。

第二十四节 心 部

一、概述

人体心主血脉，主神志，其华在面。心脏属火，其性炎热，心脑、神志相通。心气旺，则血气盛。心阳亢，则神志明。心脏亏虚，则心血管失常。七情伤心，则血瘀气滞。心藏神，开窍于舌。血脉周流全身，依赖心气推动。

二、主要病症

心衰、心气亏虚、心律不齐、心累、心窝痛、心悸、胸闷、胸隐痛等。

三、常规火熨术

选用基本部位,胸部、背心、小腹部、腰部穴,用一定配方的药棉,贴于熨烫部位,盖上火熨布,用文火慢熨,猛火快熨、快烫即可。

四、辨证火熨术

1. 心衰 火熨肚脐、腰部、承山、涌泉穴，做常规性火熨灼烫。在背部刮痧后，贴敷活血化瘀、安神强心的外用膏药。盖上火熨布，

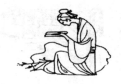

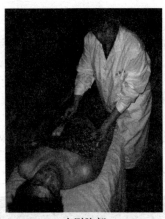

火熨胸部

重点烫灼肩胛和心俞穴处即可。

2. 心脏病　针刺少商、中指、少泽等穴出血，推拿点按内关、外关穴，然后火熨前胸至中脘处，用文火慢熨轻压。在背部从大椎至两肩胛处，快熨、猛压或猛火、灼烫即可。

3. 胸闷　用理血导气推拿术，即患者深呼吸闭息气，后向外鼓动用劲，术者双手前胸后背夹揉，由上往下推行即可，然后患者出气。火熨术重点在背心处用猛火重按，将热效力深透胸中，由上往下移动熨灼。

五、病案分析

病例一

顾某，男，72岁。长期心慌心累、四肢麻木、阵阵心窝痛，特别是情绪激动时，心窝痛引起腹胀、不思饮食、面色苍白等。

【诊断】

心窝痛。

【治疗】

推拿点按肚脐、足三里、行间、内关、外关、合谷穴，针刺大敦、至阴穴出血，在背部刮痧和拔罐。然后在背部心窝对称处，猛火快压、点按。在心窝痛处，文火慢熨轻揉，散寒通络，术后贴敷镇痛膏药，配合服用行气活血、化瘀通络中药散剂。经过近2个月间断性治疗，心窝痛症状消失，四肢麻木、心慌心累痊愈。

【火熨辨析】

点按穴位，可舒筋通络、行气解郁。针刺放血，可排瘀泻火、清心醒神。刮痧拔罐，可解表散寒。火熨心窝后背，直达热效力，解除痉挛、镇痛调经、活血解郁。

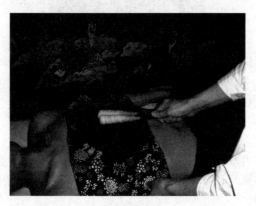

火熨胸乳部

病例二

武某，女，36岁。面色苍白、精神不佳、失眠多梦、行走气累、心情低落、唉声叹气、胸部紧闷、偶有昏厥，自诉"肠胃不好"，服用不少药，效果不佳。

【诊断】

心气亏虚。

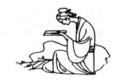

【治疗】

火熨，从头至背、腰部熨烫，重点灼烫头部百会和背心，然后火熨肚脐，用文火慢熨轻压。术后点按足三里、内关、外关穴即可。配合中医食疗，以养阴滋补、提升阳气为主，煲汤服用。经过半年调理，间断性治疗，患者自身免疫力提高，气血充盈，精神焕发，症状消除。

【火熨辨析】

百会穴是提升人体阳气、提高免疫力的重要之穴，火熨此穴，可醒神强心。肚脐为神厥穴，气行之腑，既可健脾益胃，又可助阳升华。"药补不如食补"，食疗调理，逐渐康复，有利于心气复苏，体健神安。

第二十五节　肝　部

一、概述

中医认为"肝藏血"，按子午流注循行，子时正好是肝经流注之时，宜静养，禁躁动。"肝主疏泄"，宜畅全身气机，调畅情志，顺畅脾胃升降，疏畅胆汁、津血运行。肝火上炎、肝阳上亢、肝风内动，为肝阳之实象，肝血亏虚、肝不藏血、肝郁气滞，为肝阳之虚象。

二、主要病症

胁痛、肝气横逆、肝炎、肝气痛、肝大、肝硬化、肝胃不和、肝肾亏虚、肝胆瘀阻、肝郁气滞等。

三、常规火熨术

在肝区部位和相关背部用火熨棉贴敷，盖上火熨布，用文火轻熨、轻压、轻推揉即可。

四、辨证火熨术

1. 肝硬化 在背部肩胛及肝郁处，用猛火、快压、重烫灼之力。在肝区痛处，用文火慢熨、烧灼和轻揉贴敷之法，并针刺足十宣出血。

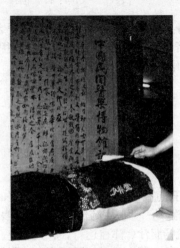

火熨背胁部

2. 肝气痛 用理血导气之术，疏理背部脊椎两侧经脉，肝区部拔罐，梅花针叩打出血。然后贴敷镇痛通络、活血行气膏药，盖上火熨布，热熨患处即可。

3. 肝炎 用文火缓慢从背部熨烫至腰胁部，从腰胁部至腹部。在肝区处贴敷散寒芳香、行气散瘀中药，然后盖上火熨布，透药效力和热效力在肝部即可。

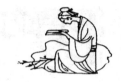

五、病案分析

病例一

陈某，男，62岁。因不小心肝胁受伤，后经治疗胁部疼痛消失，但肝区深部常有隐隐暗痛，不时肝区痛连脾胃胀痛。

【诊断】

肝胁痛。

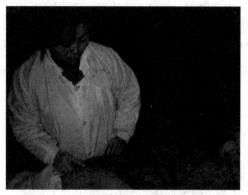

火熨胸胁部

【治疗】

在背部肝俞穴或肝区隐痛处、中脘处拔罐，梅花针点叩后，再拔罐放血、放气。然后贴敷镇痛活血膏药，盖上火熨布，用猛火轻压的传导方式，将药效透皮传导入里。配合中药散剂内服，经过7天治疗，效果良好，隐痛消失。

【火熨辨析】

梅花针加拔罐运用，可以散寒祛瘀，宣通皮毛。贴敷药，用热效力之法，可以透皮入脏，调顺气机。中药散剂内服，可益肝健肾、散瘀解郁。

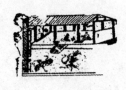

病例二

高某，女，32岁。性情急躁，易怒，忧愁，失眠多梦，常有头昏头痛，近日因怒而肝郁气逆，腹胀肝部隐痛，似有气窜肝胁。

【诊断】

肝气横逆。

【治疗】

点按肚脐神阙和肝俞、行间穴，拔罐中脘、肩胛处。用火熨术在肝胃处反复间断性以文火熨烫，烧灼气逆处和胀痛处。配合服用行气疏肝的中药散剂，经过3次治疗，效果明显。

【火熨辨析】

人体神阙穴，具有调理脏腑之气的作用，点按该穴，开穴行气、降逆和胃。气逆或腹部胀满，火熨有热效力和药效力，可行气解郁、宽胸和胃。

第二十六节 脾 部

一、概述

中医认为"脾主运化"，主运化水谷、水液。"脾主升清"，在于升脾气而升力，精微布全身。"脾主统血"，有统摄控制内调血液运行的含义。"脾性主静"，喜燥恶湿，药入静，则收涩，湿困脾，燥醒脾。古人称："脾为后天之本""气血生化之源"。

二、主要病症

脾虚胃弱、脾虚自汗、腹胀便秘、脘腹胀满、面色萎黄、形体消瘦、营养不良、肌肉萎缩、腹泻等。

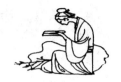

三、常规火熨术

在脾胃处和肚脐处，用文火间断性熨烫。在背部和肩胛处用猛火、猛压之法，在足三里处用火熨、点揉之法进行。

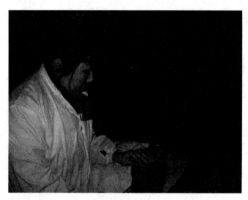

火熨腹部

四、辨证火熨术

1. **脾虚胃弱** 点按足三里、神阙穴和拔罐中脘，刺四缝穴。在火熨中脘和肚脐时，可贴敷活血燥湿膏药，将火熨布贴于患处，用文火、慢熨、轻揉即可。

2. **脘腹胀满** 用火熨之法在腹部做上下、左右振动式火熨，并压按神阙、关元等穴。配合腹部推拿，以推揉为主，兼刮背散寒，火熨、快热、重烫即可。

3. **腹泻** 将艾叶、花椒、姜片等捣绒，贴于肚脐。然后盖上火熨布，用文火慢熨、猛压肚脐处，并保持稳定不动，做静压点按。在腰部和八髎穴处，用猛火、猛压之法，做火熨、烫灼即可。

中
国
民
间
火
熨
术

五、病案分析

病例一

蒲某，男，54 岁。长期失眠多梦，脾虚胃弱，易自汗，稍活动即大汗出，容易感冒，神疲乏力，四肢无力。

【诊断】

脾虚盗汗。

【治疗】

点按腹部中脘、神阙、关元等穴，火熨头部、大椎、腰部、中脘等处，可熨烫、可熨揉、按压捂热，反复进行。配合食疗，服用养肾滋阴的食品、汤品。经过半个月治疗，睡眠改善，自汗减少，体质增强。

【火熨辨析】

点按腹部诸穴，有利于调理脾胃。火熨头部，提升阳气，火熨腰部，益肾补阳，火熨中脘，和胃健脾。食疗汤品，养胃益脾，有助气血恢复。

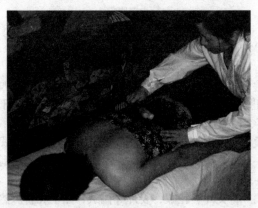

火熨腰部

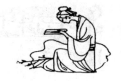

病例二

汪某，女，33岁。长期情绪不好，忧郁沉思，胃纳较差，睡眠欠佳，口干舌燥，脾区胀，间断性隐痛，下腹不时有气感窜动。大便稀薄，小便频，四肢乏力。

【诊断】

脾脏隐痛。

【治疗】

用理血导气之法，消导脘腹瘀阻之气。拔罐神升、背部，针刺少商、少泽、大敦、至阴出血。在脾部用消肿镇痛鲜草药捣烂敷贴，盖上火熨布，用文火熨灼患处即可，经过一周治疗，效果良好。

【火熨辨析】

理血导气之法，可排除腹部瘀滞之气，振荡肠胃浊气。拔罐神阙，可通顺腑气。针刺放血，可通经泻火，降燥平逆。鲜草药贴敷熨烫，可消瘀散结、活血通络。

第二十七节 肺 部

一、概述

中医认为"肺主气，司呼吸""肺主宣发与肃降"，吸清新之气，促体内浊气外泄。宣发卫气，温养皮毛，调节腠理开合。"肺朝百脉，输精于皮毛"。古人认为"肺为娇脏"，易感风寒、燥热之邪。"肺主通调水道"即疏通、通导、调节、调畅体内水液代谢运行。肺与免疫力相关，皮、毛、筋、骨健壮，有赖于肺卫固防。

二、主要病症

肺部瘀血、肺气不足、肺热燥咳、肺寒痰多、哮喘、喘咳、咯血、胸闷憋气、风寒咳喘、肺热咳嗽、肺虚咳嗽等。

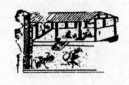

三、常规火熨术

将火熨布贴于背部，用猛熨、猛灼之法，熨烫背部、肩胛处。胸部贴敷膏药，盖上火熨布，用文火慢熨，间断性轻揉即可。

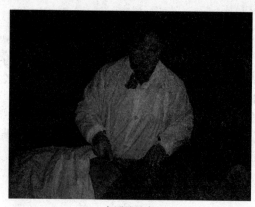

火熨胸腹部

四、辨证火熨术

1. 哮喘　在背部拔罐和梅花针叩打出血，然后敷贴镇咳平喘膏药，盖上火熨布，用文火慢熨、猛压、快压、重压背心部即可。胸部和肚脐部做文火慢熨、轻揉、稳力轻压。

2. 咯血　火熨头顶、肚脐、八髎穴等，用快熨、重烫灼之法。在背部用寒凉收涩药性的膏药贴敷，用文火慢熨、轻压即可。配合针刺少商、少泽穴出血。

3. 咳嗽　用姜蘸白酒，刮背除寒，针刺十宣、大椎、肩胛出血。用火熨术在背、胸做熨烫，灼热即可。热咳应慢熨、慢压、慢揉，寒咳应快熨、猛压、快灼。

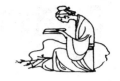

五、病案分析

病例一

齐某，女，18 岁。因气候变化，气温转低，感冒咳嗽，背心忽冷忽热，咽痛，面色苍白，畏寒等。

【诊断】

风寒咳嗽。

【治疗】

先做刮背，背心部拔罐，推拿点按头部、合谷、列缺、足三里穴等。用火熨术热灼背、头部，分间断性地猛火、猛压进行。经过 2 次治疗，配合服用解表散寒中药散剂，风寒咳嗽痊愈。

【火熨辨析】

刮背、拔罐有祛寒通络的作用，推拿点按可解表活血、扶助阳气。火熨背部，直接将热效力透骨入脏，可祛寒暖肺、镇咳驱邪。

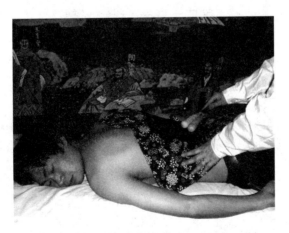

火熨背部

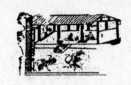
病例二

任某，男，68 岁。长期咳嗽，并伴有哮喘，一到下午、夜晚咳喘不止，痰时黄时白，身体虚弱，失眠多梦，饮食欠佳。

【诊断】

喘咳不止。

【治疗】

针刺少商、少泽穴及中指出血，在头部、腰部做推拿点按穴位治疗。背部、胸部、肚脐先拔罐后火熨治疗，应慢熨、猛熨结合，然后贴敷平喘镇咳膏药。配合利湿化痰、镇咳解毒中药散剂。经过 7 天治疗，其咳喘减轻，失眠有所改善。

【火熨辨析】

针刺出血，可泻热、排毒、平喘。推拿点按，可升阳益肺、宣通经脉。火熨加拔罐，可镇咳通络、行气传热、祛邪润肺。

第二十八节　肾　　部

一、概述

中医认为"肾藏精"，即储藏先天之精和收藏后天之精。"肾主骨，主髓"，即主骨生力，主髓益寿。"肾开窍于耳"，即耳与肾气固摄相关。肾为人体重要器官，主生命力的延长和免疫力的增长。肾气充足，肾阳旺健，则气血充盈、长寿。肾与生育相关，肾精常固，则性欲有度，育子女而健康。

二、主要病症

肾亏、遗精、滑泄、不育症、肾衰、尿失禁、肾瘀血、肾痛、肾气不固、肾不纳气、阳痿、宫寒、腰膝冷痛等。

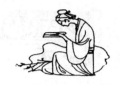

三、常规火熨术

火熨腰部，用猛火、揉按压。在关元穴处，用文火慢熨、揉按、轻压。在大腿内侧和涌泉处，移动火熨，间断性熨灼即可。

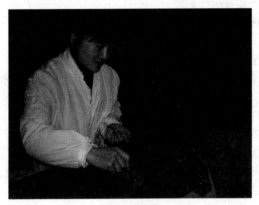

火熨点压腰部

四、辨证火熨术

1. **不育症**　点按推拿关元、血海、三阴交、行间等穴，在小腹部和八髎穴拔罐。将利湿通窍、活血通络的外用中药贴敷于腰部或小腹部，盖上火熨布，用文火及间断性猛火熨，轻揉、静压、猛力、按穴、舒筋即可。

2. **尿失禁**　拔罐八髎穴，点揉百会穴，弹拨会阴穴，按压关元穴，大腿内侧以舒经脉。火熨涌泉穴、小腹部、腰部和头顶部即可。

3. **腰膝冷痛**　用活血化瘀、温阳散寒药酒，在腰膝部拍打或点揉。并配合足浴、身浴的鲜草药或酒浴。在火熨腰膝时，间断性用猛火、猛拍、猛压，将热效力深透入骨即可。

五、病案分析

病例一

薛某，男，45岁。长期性生活失调，阳痿，举而不坚，早泄，盗汗，失眠多梦，神疲乏力。曾被医院诊断为前列腺增生，影响夫妻生活，经多方治疗无效。

【诊断】

阳痿。

【治疗】

点按弹拨会阴、关元、三阴交、腰眼等穴，火熨腰部、小腹部、头顶部，配合针刺肾经相关穴位，服用中药散剂活血通经、益肾壮阳。经过3个月间断性治疗，症状明显改善，在夜晚出现自行勃起状。

【火熨辨析】

弹拨会阴穴，点按关元、三阴交穴，有疏筋活血、通顺调理肾经作用。火熨腰部、小腹、头顶，可提升阳气，使热效力透肾，大补肾气、祛寒固脱。

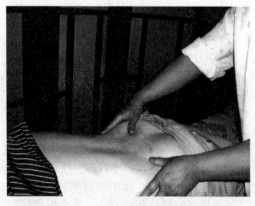

两手点按腰眼穴

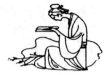

病例二

兰某，女，25岁。小腹、手足长期寒冷，月经延后，有瘀块，腹痛，遇热痛减，面色苍白，精神不佳，未生育，性生活冷淡。

【诊断】

宫寒不孕。

【治疗】

嘱患者早晚烫洗足部，在火熨小腹、腰部时，应敷贴散寒温阳中药，做间断性猛火热熨。头部火熨时，用文火灼烫，配合服用中药散剂、固肾温阳之品和食疗滋阴助阳之食。经过 2 个月调理，症状全面改善。

【火熨辨析】

早晚烫洗，如吃补药，有提升阳气、散寒活血之功；熨烫小腹、腰、头部能直透热效力，有祛寒扶正、温阳暖宫作用。药疗、食疗，可强化固摄，助肾阳回归，有利于强肾生力。

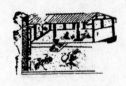

后　记

　　刘氏刺熨疗法中的火熨术，全纳入《中国民间火熨术》的核心内容著述问世。该书历经风雨沧桑，终于揭开神秘的面纱，从巴渝大山，走向繁荣的都市，这闪亮登场的瞬间，凝集着众多对中国民间文化传承的情感，更牵动着无数热爱中医药发展创新的情怀，期盼着连接四方患者康复身心的情缘……

　　数千年的火熨理论探索是曲折的，数百年的刘氏医家传承是艰辛的，数十年的临床实践著述是苦涩的。这一切都得益于国家重视非物质文化遗产，不断地挖掘民间宝藏，让许多即将消失的绝活展示于现代社会。

　　火熨术能够在现代传承，这一切都应感恩和谐社会的环境、老一辈领导人和社会名人的关怀帮助，如李讷、聂力、张功非、李尚志、王川平、段明、柳春鸣、戴俗华、谭小兵、王定烈、宽霖、清定、心月、竺霞、道坚、魏功钦、武辉夏、高济民、李哲良、杨明远、许伯建等老首长及宗教人士和艺术家的大力支持和帮助。

　　火熨术能在传统中医药理论中独树一帜，应感激国家重视中医药的发展，感谢一批老前辈、中医药专家的关爱和扶持。如吕炳奎、任应秋、罗荣汉、龚智、吴昌培、郭建华、王辉武、张燕飞、张玉龙、骆竟洪、张锡君、陈源生、李玉泽、李家波、李才华、戴启常等老

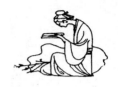

前辈及同道同仁给予的支持和帮助。

　　火熨术能够临床验证，这一切都应感谢中医少林堂一批传人，忠实地捍卫着纯正中医药治疗的阵地。如夏吉琳、曾凡秀、曹炳章、秦长利、黄中菊、何素香、韩英、何明华、刘光瑜、刘文娟、范明、唐剑烽等，在20余年的中医临床中，他们坚持不懈地践行并探索火熨术。

　　火熨术能够走出国门，这一切都得益于现代社会对传统医学的去伪存真，刘氏刺熨疗法的弟子传承精华。如李天、李文、黄再军、单继忠、林辉扬、毛怡、刘玉龙、文迎春、丁明海、周万涛、秦明德、许昌秀等在海内外勤学苦练，积累了丰富的临床经验。

　　火熨术能够发扬光大，这一切都应感悟于临床是检验疗效的唯一标准。一批中医少林堂的学生在神奇的传统医疗技术中不懈探寻中医火熨术的奥秘，如江远正、张明、李忠莲、蒋学礼、廖毅、张吉萍、毛远勇、邓泽华、黄昌华、冯端勤、郑学会等为不断发扬中医药文化及中医药特色所做的努力。

　　火熨术燃烧的不只是一团火，而是自古巴蜀大地，火熨驱邪、火熨除寒、火熨散瘀的疗效传奇。

　　火熨术滚烫的不只是一掌热，而是如今中医少林堂将药效、热效、力效三者合一，点位治疗的临床技能。

　　火熨术传承的不只是一项成果，更重要的是弘扬创新，让更多的研究为众多患者服务的历史使命。

后记

著者　刘光瑞
于重庆渝中区枇杷山正街101号
2008年5月